编委会

实用HIS上线指引

主 编 ◎ 郭扬帆 王华峰
副主编 ◎ 余 鹏 阮 斌

暨南大学出版社
JINAN UNIVERSITY PRESS

中国·广州

图书在版编目（CIP）数据

实用 HIS 上线指引 / 郭扬帆，王华峰主编 ； 余鹏，
阮斌副主编. -- 广州 ： 暨南大学出版社，2025. 2.
ISBN 978-7-5668-4123-0

Ⅰ. R197.324

中国国家版本馆 CIP 数据核字第 2025DD3339 号

实用 HIS 上线指引

SHIYONG HIS SHANG XIAN ZHIYIN

主　编：郭扬帆　王华峰　副主编：余　鹏　阮　斌

....

出 版 人：阳　翼
策划编辑：曾鑫华
责任编辑：彭琳惠
责任校对：孙劭贤
责任印制：周一丹　郑玉婷

出版发行：暨南大学出版社（511434）
电　　话：总编室（8620）31105261
　　　　　营销部（8620）37331682　37331689
传　　真：（8620）31105289（办公室）　37331684（营销部）
网　　址：http：//www.jnupress.com
排　　版：广州尚文数码科技有限公司
印　　刷：广东信源文化科技有限公司
开　　本：787mm×1092mm　1/16
印　　张：15.5
字　　数：348 千
版　　次：2025 年 2 月第 1 版
印　　次：2025 年 2 月第 1 次
定　　价：78.00 元

序

十一国庆节期间，在动笔撰写此文时，突然看到一条消息在 CHIMA（中国医院协会信息管理专业委员会）微信群中被刷屏了。这条消息的标题是：智慧医院建设再上新台阶，北京协和医院完成 HIS（医院信息系统）建设升级。外界人员一定会问，你们医院 CIO（首席信息官）为什么将 HIS 上线看得如此重要呢？

凤凰涅槃

北京协和医院为了这次 HIS 上线，院长和书记亲自出马，并将其作为一把手工程去部署实施，不但成立了专班，而且在 20 个月以前就开始精心组织和策划了。在此期间，医院召开了上千场关乎临床 – 管理 – 信息的 MDT（多学科会诊）研讨会，组织了 600 多人次相关工作人员参与联调测试，经过详细论证，决定利用假期患者就诊量最少的凌晨时间将 HIS 正式切换上线。由此可见，HIS 上线并非易事。

今天的医院 HIS 已成为保障医院业务运行的基础支撑，堪比家庭生活中的水、电、气等供应保障系统。然而，HIS 又是一种很复杂的东西，其由多个模块组成，这些功能模块又必须与其他子系统相互协同配合，方可实现医院业务的某项特定功能。此外，HIS 作为软件项目产出，是一种无形产品。它既看不到，也摸不着，只有使用时才感受到它的存在。如果等到使用时才发现问题，就为时已晚，轻者影响医院业务运行，重者会对患者生命安全造成威胁。由于 HIS 在上线运行时存在大量的不确定性，为此 HIS 上线必须精心组织、精心安排，确保万无一失。

然而，HIS 周期性的升级又是必然的规律。新兴信息技术在不断地进化，医院管理和临床要求在自我提升，政策和外部环境也在不断地发展。面对 HIS 螺旋式发展的趋势，系统升级如凤凰涅槃，过程是痛苦的，但也是必需的。我们可把 HIS 升级比喻为器官移植，尽管手术有风险，还可能出现排斥反应，但是我们不得不去闯这个关。

葵花宝典

对于医院 CIO 而言，他们既是系统升级的创始者，也是化蛹成蝶过程中最大的风险承担者。为此，他们迫切希望能有一本指导系统升级的指南。早在 1996 年就有学者编写了 PMBOK 项目管理指南，但是这种一般性指南仅仅只是介绍方法、给出原则，对于 HIS 项目工作的指导意义并不大。

众所周知，世上有需求，就会有供给，有人患病，就会有人去寻求治愈的方法和良药。本书主编郭扬帆主任，基于自身项目管理师的知识背景，以及 HIS 甲、乙方工作的实践，首次提出了编制一本《实用 HIS 上线指引》的设想。

作者于 2021 年提出本书目录大纲，之后开始利用 CHIMA 公众号平台发表文章，写完一章，就发表一章。这样历时 2 年多，才完成了全书 33 章的编写计划。今天，我们把这些资料汇编成册，希望能为 HIS 上线提供一册《葵花宝典》。

自我修炼

看过《笑傲江湖》一书，大家会有这样一个印象，并非有了《葵花宝典》就可天下无敌，重要的是要自我修炼。但是，即使是再好的《葵花宝典》，如果人们看不懂，或者是脱离实际，也不过是废纸一堆。

本书的特点是实用，它能指导读者自我修炼。本书的编写过程伴随着南方医科大学顺德医院信息系统的开发、上线和验收。书中的内容和形式非常接地气，其中大量素材来自医院项目工作文档，因此本书具有系统性、易用性和实用性等特点。

从系统性上看，作者从多视角阐述 HIS 上线过程。书中大部分章节，包括"HIS 公司观点"的作者，多是项目实施的团队成员。因此，本书既告诉了甲方应做什么，也介绍了乙方是怎样想的，以便于双方密切配合，共同完成项目开发和上线工作。

从易用性上看，作者以叙事方式描述 HIS 上线过程。本书使用了具体的科室名称、真实的人员职务和姓名，甚至在哪个会议室开会、加班就餐如何安排等内容都很具体，这种场景化的叙述文字，可以让读者把思路融入其中，不但容易理解自己的任务，还会想到如何与本单位熟悉的人共同合作。

从实用性上看，书中大量文档和表格源于实际案例，包括验收文档格式、会议日程安排、参会人员类别等。例如，书中的验收文档，读者改一下就可以将它们用于自己医院的验收工作了。

总而言之，本书的特点在于实践性，它能为读者带来价值。CHIMA 是以医院信息化发展为己任的学术组织，有义务促进本书的分享，为医院带来价值。同时，希望本书能在实践中不断地完善，成为每一名医院 CIO 办公案头上的《葵花宝典》。

（CHIMA 主任委员）

2024 年 10 月于北京

前　言

2012 年，我出版了第一部著作《医疗卫生信息化项目管理实务》。当时我在广东医学院信息工程学院做兼职副教授，主要讲授学院自编的《医院信息系统教程》，但有感于部分 HIT（医疗信息化）企业反映现在的学生毕业后是一张白纸，啥都不会，一些基本的做事方法都没掌握。恰好当时我刚拿到信息系统项目管理师的高级证书，正在感叹为什么晚学了《项目管理知识体系指南（PMBOK®指南）》，遂萌发了将项目管理的知识体系引入医疗卫生信息化之中的想法。这得到了李包罗老师的大力赞赏，他亲自为我的第一部著作作序并参与每篇文章的点评。此书让不少新毕业或刚进入 HIT 行业的工程师们颇有获益。

转眼过了十余年，原来熟悉的 HIS 功能已变得无比强大，但若要将这一核心系统更新升级，所有医院操作起来仍困难重重。在"物、大、云、移"及 AI 遍地开花的今天，医院信息系统（Hospital Information System，HIS）逐渐被大家刻意隐藏。难的肯定不容易出彩，又因为是最基础的反而有些乏善可陈了。

一直以来，我总想为 HIS 写点什么，但因为近年更换 HIS 比较忙，没有时间来梳理思路、整理心情。在 2021 年 9 月的某一天下午，我清理完成积压的所有 HIS 需求单，突然心放开了，想写一写自家医院 HIS 的上线历程，并只用了半小时拟定章节目录，书名暂定为《HIS 系统上线宝典》，还没有真正动笔，后来又因为忙，还有就是懒，几乎遗忘了这件事。

2022 年新年开工第一天，CHIMA 杨永燕向我约稿，我觉得时机、时间和心情都合适了，准备写 HIS 上线过程中每个节点的故事，将其组合成一个系列，并通过 CHIMA 微信公众号发表，以帮助医院和公司的同行们在 HIS 上线过程中，少踩一些坑，避开不必要的雷，也算为中国医院信息化事业贡献点绵薄的力量。

其实，真动笔开始写作是一件极其痛苦的事情，虽然前期拟定了章节目录，但一些目录名称与写的内容并不契合，某些章节有删减也有增加，最终成文时按 HIS 上线的脉络定为 33 章，寓意为 HIS 上线之艰难犹如攀登三十三重天。

本书分为三个部分：上线前、上线中、上线后。其中上线前的准备工作比较多，用了 18 章。从"项目经理，谁主沉浮"开篇，然后管理干系人、划定范围、把握进度时间、进行需求分级、准备应急预案，又辅加一些实用方法，如：角色互换、项目周报、问题清单、绩效杠杆、开会签字、招聘医护、培训考试、选择试点、网格化部署等，尽其可能，完成正式上线前一切准备工作。上线中过程比较短，只用了 9 章来写，但这是最痛苦、风险最大的阶段，所以我们制订了急诊先行、普门整切、住院新旧并线的操作方案，上线一周内，只管处理 bug（系统缺陷）和流程问题，实施专人盯专区的网络化管理，特别要关注舆情的管控。上线后只有 6 章，主要是核对报表、控制版本、截断需求、整理文档、进行初验和专家验收。在写每个章节内容时，我归纳总结了自己的项目管理知识，20 多年 HIT 的甲、乙方从业经验及行业特点。

在写作《HIS 系统上线宝典》的过程中，因为文章是在 CHIMA 微信公众号上连续发表的，所以有点像连载江湖小说的感觉。首先不能断更，每月必须保证发布 1～2 篇文章。我构思一篇文章的时间大约是一周，其间会向医院同事和合作的 HIS 公司的工程师求证当时上线的情况，一般下班后在办公室或周末在家写作，2 个小时大约写 2500 字，不多不少，恰到好处。读者阅读起来花不了多长时间，又能把内容看明白，还能有继续期待下一章的念头。初稿写完后，我一般封存 3 天以上，完全不去想不去看，在即将忘却的时候，再拿出来逐字逐句精读，会发现很多的错别字和语言不通顺的句子，同时我会再次向写作团队的相关成员确认文章内容的真实性。所以，我的每一篇文章基本上都真实客观地反映了当时医院 HIS 上线的状况。因此，很多朋友和慕名过来交流的同行会觉得如同亲身经历、感同身受，后悔没有早点看到文章。也有正在上线 HIS 的医院的朋友，如东莞市第六人民医院副院长熊劲光，不断催我更新文章内容，以帮助他们提前应对上线各阶段可能出现的问题。

《HIS 系统上线宝典》从 2022 年 2 月 17 日在 CHIMA 微信公众号上发表第一章开始，到 2024 年 2 月 8 日最后第三十三章结束，长达 2 年时间，其阅读量超过 9 万，每章平均约 3000 人次，就细分的医院信息化专业领域而言，这个成绩还是很不错的，最终结集成书是当时一早定下来的初衷。非常感谢 CHIMA 给我们提供了官方微信公众号这么好的一个自媒体平台，让我们能够将自身的 HIS 上线经历归纳总结后分享给同行们。

但 CHIMA 微信公众号上发表的内容，只是南方医科大学顺德医院的编写团队共同的写作结晶，主要是站在甲方医院的角度来编写的。另外还有半部作品，由广东阳普智慧医疗信息科技有限公司总经理余鹏、项目总监李铁和项目经理阮斌组建的编写团队结合实战经验完成，从乙方（HIS 公司）的角度来补充。《HIS 系统上线宝典》由甲、乙方共同来写才是合理的，但还不完美，主要是这个项目缺少了信息咨询和项目监理。但我们的项目过程文档做得很好、很完善，打印装订起来有一米多高，在提交审计时，装满了一个小拖车，所以我们在写本书时，很多过程文档就是我们的写作素材。在即将付梓时，我感恩自己，所有的努力都不是白费的。

因为本书的写作蓝本是南方医科大学顺德医院的 HIS 上线过程，内容不免狭隘：全国各医院的 HIS 上线环境各不相同；各 HIS 公司的项目实施方式存在差异；各医院领导和信息科主任的管理水平、信息化统筹能力及性格特点、做事方式不尽相同；乙方项目经理的能力水平及 HIS 公司的支持力度也参差不齐，这些都是决定一个 HIS 上线成败的重要因素。所以本书有些内容可能并不完全适合读者的情况，不能完全照搬，书中有的问题读者没有遇到，或者读者遇到的问题，书中没有提及，这些都难以求全，但只要读者能从这33章中借鉴到一点有用的内容，就足以慰我们的价值分享。

感谢医院领导在 HIS 上线过程中给予的大力支持，特别是王华峰主管副院长的充分信任和全力支持，帮助我们顶住了很多压力，让我们能够发挥专业所长，全身心地投入 HIS 上线工作。HIS 上线初期，医院沈洁院长亲自参与测试，胡海源书记给我们打了 85 分，其实相当不容易了。感谢乙方合作伙伴——广东阳普智慧医疗信息科技有限公司的大力支持，我们的 HIS 项目从新冠疫情初起时开工，到疫情管控放开时刚好验收，过程着实不易。感谢 CHIMA 给予的平台支持，没有平台的推广和鼓励，我很难坚持写下去；还要感谢我的爱人高明副教授对我的支持和包容，HIS 上线和写作都是极其耗费时间和精力的事情，谢谢你承担了大部分家务和容忍我的坏脾气。

最后，因为出版要求，我们将书名《HIS 系统上线宝典》改为《实用 HIS 上线指引》，由于编写水平和能力有限，错漏在所难免，不对之处，敬请谅解指正。

郭扬帆

2024 年 9 月 3 日于顺德

◆ **目 录**

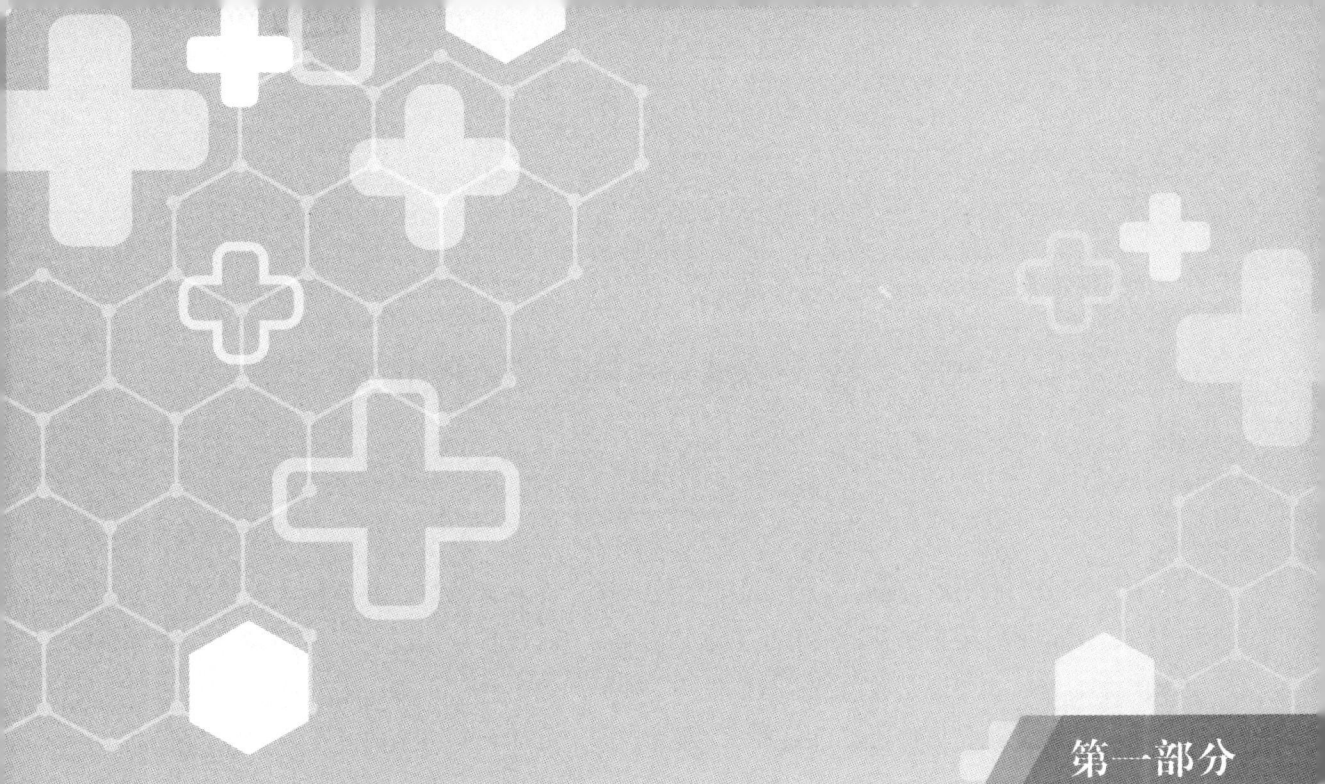

第一部分

上 线 前

第一章　项目经理，谁主沉浮

　　同一家公司的 HIS 产品，为什么其应用效果在有的医院很好，在有的医院特别差？除了技术、费用和环境因素外，关键是由谁来实施。HIS 项目从来就不是一副好牌，如何将这副烂牌打好，主要还是看项目经理的能力。

　　每家医院无论是更换还是新上 HIS，都是一件十分痛苦的事情，几乎没有不用改的程序，没有临床医务人员完全满意的软件，在承受言语压力的同时，还能保证系统每年运转下去，就算是比较成功的案例了。但医院花了大价钱换来这个效果，无论是对 HIS 公司还是对信息科，都是难言之痛。我们是否可以做得更好一些，打破 HIS 上线过程的痛苦魔咒？这是项目经理应该思考的问题。

　　我们首先来谈 HIS 项目实施过程中两个主要角色：甲方项目经理，一般是由信息科主任担任，或者医院成立信息化领导小组，由院长或主管副院长担任组长，但最终做事的还是信息科主任；乙方项目经理，由 HIS 公司委派，他会带上多名实施工程师进驻医院现场。同一个 HIS 项目，两个话事人，代表两方不同的利益，难免产生碰撞、争议，如何平衡处理项目过程中的矛盾，是项目面临的第一个问题。

　　相对于乙方项目经理，甲方项目经理的角色更尴尬一些，HIS 项目对于乙方是真正的项目，因为与绩效挂钩，功利性更强，而对于甲方就是日常工作。乙方掌握 HIS 的专业知识，因为是自己的产品，会比甲方更熟悉。甲方项目经理起桥梁作用，连通乙方和使用方，更像是一个"夹心饼"，容易两头受气。

　　一个能力强的乙方项目经理，可以主导项目的发展更偏向于乙方的利益，这是甲方用户不愿意看到的事情，甲方会认为信息科被乙方牵着鼻子走，误以为信息科拿了乙方的好处，这些是常有的事。一个能力强的甲方项目经理，可以主导项目更偏向于医院的利益，可能导致乙方承担更多的工作内容，付出更多的成本和时间。以哪方为主，取决于双方项目经理的能力大小：一般来说，一强一弱对项目的成功比较有保障；双弱的项目基本上就是靠时间磨出来的；双强就比较难办，配合得好，项目就是成功案例，配合得不好，项目就是失败案例。

　　项目经理，谁主沉浮？还需要因地制宜来看待。现在一些医院的信息科主任由医务人员担任，以后这种跨界任职会越来越多，利弊也十分明显，医务人员出身的信息科主任更多是以临床思维模式来看待 HIS 项目的实施，会把很多技术问题简单化，也会把很多个性的需求放得较大而忽略信息化的整体性、规范性和复杂度。如果乙方项目经理不能够转变对方的思维或让对方也能理解信息化的思维，那项目可能会被带进"死胡同"。纯技术出身不太懂管理的理工科信息科主任，也是比较难推动项目进展的，他会亲自测试每一个功能，只有达到他的要求才允许下一步工作。乙方项目经理只能在技术上强过他，让他信服，否则 HIS 项目也会被拖死。

角色定位很重要，特别是乙方公司，在实施之前，要清楚医院信息科主任的性格特点、技术能力，安排合适的项目经理形成互补，保证项目能够顺利达成目标。

项目目标对于甲、乙双方项目经理都是一致的，正是基于此共同点，所以双方不能成为敌人，而应是亲密的战友、合作伙伴。甲方项目经理主要负责解决医院内部流程的问题，乙方项目经理主要负责解决技术商务问题，求同存异，保证不耽误可执行的项目内容。相互包容理解是项目的润滑剂，相互认同谦让是高贵的品质，相互指责则无益于项目推进。乙方多做一点合同外的技术，甲方是看得到的；项目能够按时付款，乙方是感激不尽的。

甲、乙双方项目经理的角色，既相同又有所不同，既是竞争关系又是合作关系，核心就是项目目标的一致，认同这一点就没有完成不了的项目。

本人从事医院信息化工作 25 年，无论身在甲方、乙方，都是由我来主导 HIS 项目实施的，因为经历较多，所以也特别能理解对方的不易。

2020 年 2 月，在新冠疫情肆虐全球的情况下，我院启动了新 HIS 项目，以替换使用了21 年的中国第一代 HIS，这是一段艰难的历程，从我再次担任项目经理开始。

▰ HIS 公司观点 1

◆ 总　论 ◆

2020 年 2 月至 2023 年 1 月，作为项目经理，我有幸参加南方医科大学顺德医院集成平台、CDR（临床数据仓库）与 HIS 项目的建设工作，项目建设期间，恰恰是新冠疫情肆虐的时候。

这 3 年我带领项目团队，完成了公司安排的顺德医院项目建设任务，项目取得圆满成功，其间还协助医院完成了三甲医院评审、电子病历 4 级评审。新 HIS 应用优化了医院业务流程，显著提升了医务人员的工作效率及患者的就医体验，提升了医院的运营管理水平，为医院进行互联互通评审打下了坚实基础。

正如本书主编顺德医院信息科郭扬帆主任，我们亲爱的郭校长（因为郭主任喜欢做各种信息化建设方面的分享，大家都尊称他为郭校长）所说，医院更换 HIS 免不了要脱几层皮。作为公司项目经理，我感受颇为深刻，项目是艰难的，但是回过头来看，静下心来做总结，我发现这 3 年的项目建设历程还是很有意义的，有很多经验教训值得分享。

在郭主任身上，我学到很多做项目与做人的道理，应郭主任邀请，我将从乙方的角度，延续本书每一章节的观点，讲述乙方的工作策略或乙方项目管理方面的经验与观点。

◼ HIS 公司观点 2

◆ 关于项目经理 ◆

众所周知，项目经理是 HIS 项目实施成功的关键，那么公司如何挑选合适的项目经理？而对于医院建设项目中最难搞的 HIS 项目，其项目经理必须具备什么技能？项目经理何去何从？这些问题值得公司交付部门、人力资源部门以及项目经理或有心成为项目经理的人认真思考。

一、项目经理何去何从

先谈谈项目经理何去何从。大家都说项目经理是世界上较辛苦的职业之一，是"背锅侠""受气筒"，那么到底有没有必要成为项目经理？项目经理的职业道路是怎样的？做项目经理会不会有很好的未来？

答案是肯定的，郭扬帆主任给我推荐过一本书——《IT 项目经理成长手记》，我认真地读过几遍，作者将项目经理比作"迷你 CEO"，其中有一章对项目经理的职业规划做了详细讲解，大致是这样的：涉足项目管理→成为项目经理→成为高级项目经理→成为资深项目经理→成为项目总监。我看完这本书之后，十分认同里面的观点，因为自身的工作经历及身边很多同事、朋友的职业规划就如书中所述。当然职业能上到什么高度，与个人资质、努力程度及运气有关，我相信职业发展是没有上限的。

郭主任就是从公司实施工程师做起，后任公司项目经理、部门经理、工程总监，又在医院从信息科工程师到信息科主任，在这个过程中成为广东省乃至全国知名医疗信息化专家，将来也还有更大的发展空间。而我本来有志成为一名医生，奈何学习成绩不好，考不上好的医学专业院校，转而选择了计算机专业，后来经人介绍，进入医疗信息化公司，加入了建设我国医疗信息化事业的行列，与医生职业无缘却大部分时间在医院上班。我也是从实施工程师做起，后任项目经理、资深项目经理、部门经理，我相信这不是我的职业终点。我身边很多人也是从项目经理做起，后任项目总监、销售总监甚至公司总经理的。

从目前医疗信息化行业发展形势看，项目经理是一个很吃香的职业，好的实施工程师与开发工程师不难招，公司也容易培养，但是优秀的项目经理可遇不可求。从各家医疗信息化公司招聘人员的薪酬范围也可以看到，项目经理、资深项目经理的薪酬普遍比其他工程师高得多。

二、项目经理必备技能

做项目经理肯定是有很好的未来的，能不能成为优秀的项目经理，项目经理应该具备哪些技能，才是我们应该要认真思考的。下面结合本人多年工作经验，谈谈医疗信息化项目的项目经理应该要具备哪些技能，以供有心成为项目经理的人及公司培训部门参考。

对于项目经理必备技能，很多书都有归纳总结：业务能力、商务能力、领导力等，我结合顺德医院项目及以往项目经历，归纳为"能说""能写""能干""能玩""能变通"。

"能说"是指沟通能力，项目经理80%的工作需要沟通，有口头沟通、书面沟通，还有向上沟通、平级沟通及向下沟通，各种汇报工作也是沟通的一部分，很多问题是沟通不到位造成的，而很多问题是通过沟通就能解决的。沟通能力可以通过适当锻炼、多学习、多参与公司或者第三方培训机构的培训来获得并提高。我认为沟通能力与人的性格是否外向没有太大关系，内向的人只要会思考，也可以做到与人很好地沟通，后面章节会有一些沟通技巧的经验分享。

"能写"是指文案能力，项目实施过程涉及大量文档、方案与汇报材料的编写，文案能力可以通过多看、多练来提高。大部分公司都有一定的项目实施过程文档模板，项目经理可以结合自己负责项目的情况，调整模板，并多请教自己的前辈，对于没有把握的文档可以请上级把关，关键性文档可以请外部专家指导，只要多练就能提高。

"能干"是指需要熟悉公司产品，熟悉业务流程，掌握实施项目所需技术，了解行业动态。以HIS项目为例，你只有对公司的HIS产品的优缺点、表结构、功能点非常熟悉，才能向院方信息科骨干、业务科室主任介绍好公司的产品，让他们对我们的产品有信心，说服他们使用我们的系统。如果你连SQL语句都不会写，就很难带领项目团队完成实施工作。项目团队成员能力水平往往参差不齐，水平高的可能不服你管理，水平一般的你又没水平去指导。如果不了解医疗行业的动态，你就无法了解医院领导层的想法，很难得到领导层对项目的支持，项目也就很难推进。如何提高业务能力？我建议踏踏实实从实施工程师做起，先熟悉公司产品，从掌握操作界面到熟悉系统表结构，再到学习项目管理方面的知识，尝试承担力所能及的项目建设任务。身在公司用人部门，项目经理平时需要将公司产品、技术方面积累以知识文档的方式保存，在招聘到新人时，提供学习资料及必要培训，同时多给新人机会，允许新人犯错。

"能玩"是指要懂得搞团建，激发项目团队斗志，保持良好的工作氛围，最大程度地提高项目组的目标感与凝聚力。在顺德医院项目建设期间，我们举行过很多次即兴的或计划性的团建活动，包括与医院信息科同事的"顺峰山公园"一日游，参加院方组织的从化温泉两日游，项目组内部定期举办羽毛球、篮球活动等，时隔几年，当时参加团建活动的情景仍然记忆犹新。

"能变通"是指项目经理的应变能力，信息系统项目具有独特性，每个项目都存在很大的差异，项目经理可以参考公司的最佳实践方法，但是需要做到灵活变通，因为公司给出的最佳实践往往是在特定的环境下生效的，环境不同，处境不一样，处理方式就不一样。就拿"没有签需求单就不允许开发"这条公司规定来说，公司往往要求每个项目经理都需要严格遵守，但项目经理往往需要灵活应变，遇到紧急情况或者关键干系人提出的需求，只要判断是合理的，我认为是可以先处理，后续补需求单的。比如说"没有签合同就不入场实施""没有验收就不处理需求"等很多规定，都需要项目经理根据现场情况灵活处理。当然，遇到没有把握的情况，需要及时请示上级领导。

三、选择合适的项目经理

医疗信息化项目经常会遇到这样的问题：同一个项目经理，实施同等规模的项目，有些项目做得很好，有些项目做得很差。造成这个问题的影响因素有很多，我认为很关键的一点是项目经理与院方信息主导部门负责人能否很好地搭配，能力是否形成互补。这个如同结婚，需要找到合适的对象，婚姻才会幸福。

医院也清楚乙方项目经理对项目是否成功有很大影响，因此，可能要求将项目经理人选直接写到合同中，提前锁定公司优秀项目经理。所以，公司需要提前准备项目经理人选。

公司交付部门一定要对自己部门的项目经理的业务能力、技术能力、沟通协调能力、性格特征等有一个全面的了解。

在公司与院方建立合作意向后，公司需要对甲方项目经理进行全面了解，包括工作经历、能力、性格、喜好等，我们将其称为客户画像。

甲方项目经理如果为医生出身的信息科主任优先选择对医疗业务熟悉、沟通能力强的项目经理，项目团队需要搭配技术能力强的助手；甲方项目经理如果为技术出身或者有乙方项目经验的信息科主任，他们往往对技术要求较高，优先选择技术能力相对较强的项目经理，项目团队需要搭配沟通能力较强的助手。

顺德医院项目信息科郭主任曾作为乙方开展工作，对技术细节有较高要求，沟通把控能力较强，也有丰富的医疗信息化建设经验，而我当时在公司已有10多年工作经验，对公司产品非常熟悉，我们分别担任甲、乙双方项目经理，可以说是亲密无间、天衣无缝。我们能共同做好需求把控，避免需求泛滥，同时又能做好进度、质量把控，在此基础上，甲、乙双方的项目组成员都得到了很好的成长。

项目经理没有最好的，只有最适合的，希望所有医疗信息化项目的项目经理能够不断学习，自练内功，无论遇到何种类型的项目，都能把项目做好。

HIS 公司观点 3

◆ 关于项目内部启动会 ◆

被公司委任为顺德医院 HIS 项目经理后，我兴奋之余也感觉到一定的压力，兴奋是因为顺德医院项目是当时公司规模最大的建设项目，项目金额有两千多万元，能成为项目经理，操盘公司最大的项目，是一种荣耀；有压力是因为顺德医院是当地规模最大的公立医院，项目组在 2020 年 2 月 19 日进场实施，医院要求在 5 月就要完成 HIS 上线，时间紧、任务重。

2020 年春节刚刚过完，由于新冠疫情，大部分同事还在居家办公，我上班的第二天就被通知回公司参加顺德医院项目公司内部启动会（以下简称"项目内部启动会"）。

项目内部启动会前一天，我认真查阅了南方医科大学顺德医院集成平台、CDR 与 HIS 项目合同。公司规定，项目内部启动会之前，项目经理需要做合同解读，需要了解清楚项目的范围、工期要求、验收标准、回款条款等内容。顺德医院项目包含集成平台与 HIS 两个子项目的建设，我作为大项目经理兼 HIS 项目经理，负责项目总体协调及 HIS 项目具体实施管理工作，集成平台的具体实施管理工作由公司平台部委派子项目经理负责。

因此，顺德医院项目实际上在公司内部分两个实施团队，集成平台实施团队与 HIS 实施团队，两个项目团队之间的协调工作及与院方的关键沟通由我负责，HIS 实施管理工作由我负责，集成平台实施管理工作由集成平台子项目经理负责，两个团队的项目团队成员对各自子项目经理负责，其工作由子项目经理安排。顺德医院对外是一个项目经理，就是大项目经理，对内是两个子项目经理，这种工作模式有利有弊，优点是设置两个项目团队，子项目经理可以比较专注于各自负责的子项目；缺点是团队之间容易各自为政，比较考验大项目经理的沟通协调能力。下面接着讲项目内部启动会。

项目内部启动会参加人员有交付中心副总、销售总监、销售经理、项目总监、人力资源总监、项目管理办公室主任、技术部总监等项目关键相关方。会议的目的是正式任命项目经理，组建项目团队，明确项目的总体计划与项目目标。

会议议程主要有以下几点：

（1）销售经理或销售总监进行项目交接，主要介绍项目建设背景、院方相关人员情况、项目建设总体工期要求，以及院方关键相关方的期望等。

（2）公司领导发言，一般是希望项目团队高质量完成项目、打造标杆项目等，同时表态项目若遇困难请项目经理尽管提，公司将全力支持等。

（3）项目经理发言，一般是表明决心，并提出要求。

（4）大家讨论确认项目前期工作安排与后续总体计划。

（5）项目办公室总结会议决议，形成会议纪要（见图 1-1）。

会 议 纪 要

会议主题	南方医科大学顺德医院 HIS+集成平台+CDR 项目内部启动会议		
会议时间	2020 年 ██ 月 ██ 日 15:00-16:00	地点	公司会议室
参加人员	██		

一、项目背景及相关情况

　　1、项目包括 HIS+集成平台+CDR，其中 HIS 只上线总院，平台和 CDR 接入全院；

　　2、HIS 项目 █ 月 █ 日前需达到上线标准，医院计划 █ 月完成互联互通报名；

　　3、项目正式进场实施 30 人，项目上线时 50 人；

　　4、医院目前信息科人员 21 人，信息科主要成员：████████████（信息████、████████、████████、████████、████████）。

二、明确项目组织架构

　　会议决定任命大项目经理██████，负责整个项目总体把控，刘████对项目进行指导；HIS 技术负责人为██████；平台项目经理待定。

三、讨论项目前期工作安排

　　项目内部启动会后，大项目经理██████和技术支持██████于本周三进场调研，项目组成员、项目实施规划等具体事宜待调研后再确定。

四、其他内容

　　住宿方面我司自行安排，医院提供办公环境；使用版本待调研后技术评估南海版本改造工作量与 4.0 版本对接工作量再讨论确认；总体上确定计划方案为，第一步总院切换 HIS，第二步总院上线平台，第三步分院上线平台。

会议决议：

　　1、本项目包括 HIS+集成平台+CDR；

　　2、任命████为项目经理；

　　3、本周三（██████████）去现场调研后，确认现场实施条件、项目范围等事宜；

　　4、项目必须严格按公司项目管理规范实施，完成项目调研方案、接口方案、制定项目内容及范围等项目文档。

图 1-1　项目内部启动会会议纪要

　　项目内部启动会结束后，意味着项目经理已经被正式授权，项目经理作为公司内部项目第一负责人，具有一定的人、财、物权限，可以根据需要组建团队、管理团队绩效、申请办公设备等，只要项目需要，可以协调公司任何资源，包括总经理。

HIS 公司观点 4

◆ 关于项目团队组建 ◆

所谓兵马未动粮草先行，招兵买马是项目经理承接项目后的第一要务，截至公司召开完项目内部启动会，顺德医院项目的项目组成员也就明确了两个人，一个是我，另外一个是技术经理曾喜平，项目组其他成员需要我这边着手招募。项目内部启动会上，销售经理/总监已经提到，本项目5月1日要达到上线标准，项目正式进场实施人员需要30人，系统上线时需要50人；公司领导也发言全力支持顺德医院项目，因此，我有了"尚方宝剑"，向公司提出了需要什么样的人，至于公司实际上能否满足就再说了。

组建项目团队有几点是需要注意的：

1. 理解公司资源是有限的

作为项目经理，当然希望自己负责的项目的项目组成员是最好的，技术是最牛的，经验是最丰富的，但是这个不太现实，项目总监不会同意，因为公司不单只做这一个项目，每个项目都要合理分配人力资源，每个项目组都是由新人与经验丰富的"老人"搭配组成的。

2. 项目组成员越多，沟通成本越大

美国沃顿商学院管理学人员研究表明，5~6人的团队是高效率的工作团队；团队规模大于6人，那么团队之间的沟通协调成本会增加，管理成本会增加，团队也容易出现"社会惰性"，团队成员的积极性会被部分存在"搭便车"心态的人影响，最终整个团队的战斗力提不上来。

HIS项目的规模不一样，所需人员不一样，项目的不同阶段所需人数也不一样。如果项目组成员超过5人，项目经理就需要考虑将项目团队分组管理，由小组长负责管理分组成员，项目经理负责管理小组长。

3. 控制好人力资源成本，就等于控制好项目成本（人力资源成本占项目实施成本90%）

公司都是盈利性质的，公司能否挣钱，就看每个项目是否挣钱。项目管理做得比较好的公司，在项目范围确定后就可以确定好项目预算，部分公司对于项目成本控制还设置一定的激励奖金，如果项目按期完成，项目成本未超支，项目组就可以拿到相应的奖金。由于有类似的激励措施，我们公司的项目经理基本上都希望参与项目的人越少越好，因为人力成本占大头，参与的人少，分配奖金的人就少，人均奖金也就高。

4. 自己培养的人永远比外面请来的人好用

公司往往希望每次项目上线都能培养一批项目骨干，公司针对新人举办的任何培训课都比不上实战过程项目经理的带教。项目经理很清楚项目需要什么类型的人，缺什么类型的人，同时也最了解新人的性格特征、技术特点与发展潜质，会有针对性地培训新人。项目经理也愿意培养新人，一是为自己项目服务，二是培养自己在公司的得力干将。

培养新人需要注意，既要信任新人，多给新人表现机会，也要做好质量把控，避免出现影响项目质量的问题。

5. 人力资源的投入与释放是动态变化的

HIS 上线，前期调研阶段只需 1~2 人，上线准备阶段需 2~10 人，培训阶段适当增加 1~2 人负责培训，系统上线期间由于需要到科室进行现场指导，可能需要 10~50 人，主要看医院规模，上线阶段需要很多人员，但是持续时间不长，一般 2~4 周。基于人力成本及管理成本控制，项目经理需要动态调整项目人手，做好成本、进度与质量之间的平衡，既要节省成本，又要保障项目进度与质量。实际上，在项目内部启动会召开前，解读完项目合同后，项目组需要哪些人，我心里已经大概有数了。

项目组 2020 年 2 月 19 日进场实施，5 月 1 日要达到上线标准，时间紧急，因此上线准备阶段要求配备有一定经验的实施人员，需求调研阶段持续 1 个月，这段时间项目组配备 5 人，分别是项目经理 1 人（即本人），负责项目总体协调、需求调研及需求把控；技术经理、开发骨干各 1 人，负责需求分析、确认需求实施方案及系统接口开发；实施工程师 2 名，其中 1 人协助项目经理完成需求调研，另外 1 人负责基础数据收集及系统表单制作。以上 5 人都是在公司参与过项目实施的、有一定经验的工程师，公司按照我的要求对实施人员进行了配备。

项目入场后，需求调研持续一个多月时间，3 月 27 日完成整体需求调研，甲、乙双方签订需求规格说明书，确认项目实施范围。总计收集个性化需求 153 个，第三方接口 35 个。完成需求调研后，进入全面上线准备阶段，由于任务重，4 月项目组增加了 5 名成员。其中，1 名专职测试人员，负责程序测试与系统版本发布；1 名开发工程师，负责部分需求及接口开发；1 名实施工程师，负责部分第三方接口开发与调试，以上 3 人有 2 人是应届毕业生，1 人是有 1 年工作经验的同事。另外 2 人是人力成本相对低的实习生，负责协助完成需求测试与用户培训，后续也参与技术工作。

回顾整个项目实施过程，骨干成员保持在 5~10 名，门诊系统上线阶段其他项目组到现场支援人员达 50 人，系统上线 2 周后支援人员陆续撤场，项目于 2023 年 1 月通过专家验收。项目验收后，项目组人员减少到 3 人，进行基本运维工作。本项目成本在可控范围，项目组人员配备合理，成本可控，项目组成员能力都有了很大提升。值得一提的是，本项目有 2 名实习生在项目实施过程中完成实习，其中 1 人毕业后留在公司，成了实施骨干；另 1 名应届毕业生在公司工作 1 年后成了一名合格的项目经理。

第二章 管理干系，降低期望

　　既然合作关系已经确立，甲、乙双方的项目经理只能齐心协力，共渡苦海。首先要做的事，就是利用各种机会来降低期望值。这要有技巧，要懂得循序渐进，不能逢人就说HIS太复杂，软件没有你们想象的那么好，话说狠了，传到领导或纪委那里，项目可能就因"费钱、难用、效果差"而中止了。

　　每个人对HIS的期望值不一样，即使用同一个子模块，不同人也有不同的期望。在项目前期的调研阶段，重点是挖掘重要使用者想要达到什么目的，这需要信息科工程师一同参与，毕竟他们熟悉医院每个人的分量，这就是项目干系人管理。

　　原则上，每个子系统的重要干系人是使用科室主任，每个子功能模块的重要干系人是组长或专职操作人员。例如：对于药剂物流系统，药剂科主任对该子系统有最高的干预评价权力，门诊西药房、中药房和中心药房各组长对各自的子模块有建议评价权力。但也有主任或组长不太懂电脑或不爱管事的，这时需要他们指定一个需求对接人，这个人就是我在《医疗卫生信息化项目管理实务》一书中提出的唯一需求接口人。

　　识别这个人很关键，以后这个子系统或子模块涉及需求新增、变更、测试等事项都少不了他的帮助。要把这一类人都拉入你的项目团队管理之中，教会他使用新HIS，向他了解旧HIS的优缺点，挖掘他认为旧系统中好的和不好的地方，将新系统不足之处记录下来，与研发商量，不能一口回绝。最重要的一点就是，要培养他们信息化需求的思维能力，要转变他们临床的固定思维模式，这个跟期望值有莫大关系。医务人员总认为"人脑可以想到的，电脑就可以做到"，事实上IT系统也有自身的运行规则，也有技术达不到或花费较大成本才能做到的目标。把握好期望值的度，对项目进度、质量、成本、风险等，都有极大的作用。

　　我在管理医院新HIS项目时，重点抓住了5个人，门诊部主任魏华文、质控科主任游文霞、护理部干事陈升、收费处组长扶英和乙方项目经理阮斌，而药剂科主任潘绮玲由信息科副主任何敬成负责，他是最懂信息的副主任药师。最关键一点就是主管信息化的副院长王华峰十分支持和信任我，放手让我大胆干。

　　信息科员工也是重要干系人，我运用了行政管理手段，重新制订了绩效分配方案，以项目为主体来核算每月绩效工资，详见《以项目为关键要素设计医院信息科绩效方案》一文，解决了以往"吃大锅饭"的状态，让每一个负责子项目的员工做项目经理，乙方工程师和使用科室变成他们的客户，利用三个关键指标：项目阶段系数、项目难度系数、项目完成度系数来核算员工绩效。角色反转提升了员工的积极性、参与感和薪资，最大的收获是让他们得到了锻炼成长的机会。信息科主任是全院 HIS 项目期望的焦点，但在医院也需负责不少的行政事务，特别是三甲医院，如会受邀参加各种委员会、协调会、现场会等。分身乏术的情况下，我拒绝了很多会议，推脱不掉的就安排副主任甚至科室员工参加，到现在，除了非出席不可的会议，他们才会邀请我。要时刻明白什么是你当前最重要的事情，做不好 HIS，其他都是白扯，所以在上线 HIS 项目期间，若陷入行政事务不能腾出较多的时间来思考项目，就很难保证项目成功，最终被"打板子"的还是自己。

信息科主任还需要亲自服务以下干系人：一是医院领导；二是医院大科室主要主任。

如果期望值可以被描述成软件需求，那表示还可以实现，但有些需求（如希望系统简单、方便、好用、不死机之类）就难办了。有些需求方便你就不能方便他，各自好用的标准不一样，满足各种个性化的需求就增加了系统的复杂度，最终导致系统变慢，容易死机。

一开始，信息科也很难说服医务人员，我们提供具有规范格式的需求单和几个案例，让他们学会降低期望值。具体内容后续章节会有介绍，最主要的原则就是有条件地退让，告知达到此期望值需要耗费的时间、可能会引发的其他问题等。门诊系统的所有需求都必须由门诊部魏主任审核提交，他会过滤掉大部分无效需求，并会亲自调研需求的合理性、紧迫性，给我们分好轻重缓急；住院医生站系统的所有需求必须由质控科游主任审核提交，她也会过滤掉大部分无效需求，自相矛盾的需求也会协调好，会先理顺业务流程的问题再提需求；对于住院护士站系统，我把护理部干事陈升征召到信息科办公，一切的护士工作站需求都由她来把关、测试；收费处历来就是信息科的"自家人"，所以她们经常带着咖啡来跟我们共同探讨 HIS。

我培养的这几个项目重要干系人，基本上具备了做信息科主任的能力，因为在所有场合，无论我们的 HIS 如何被质疑，他们都会坚定地为信息科说话。因为参与才更了解，因为了解才更理解！

乙方项目经理在我院实施项目还是比较轻松的，他主要与各需求部门共同确认好需求修改方案，分配好需求修改工单，做好测试和版本控制。我院 HIS 总计收集、响应 2500余个有效的需求，很少有反复修改的，产品的稳定性也较强，上线至今未出现过瘫痪事件，在门诊最高峰 9500 人次情况下也平稳运行。

"一个好汉三个帮。"一个优秀的项目经理，需要一群人来帮，没有哪家医院上线 HIS是一帆风顺的，多几个"自己人"，这个项目就不会差到哪里去。

HIS 公司观点

◈ 关于项目干系人 ◈

"一个好汉三个帮"，管理项目干系人的重要性，郭主任已经讲过，在此不再赘述，有关项目干系人管理的理论知识，相信大家都有所了解，不清楚的朋友也可以仔细阅读第七版 PMBOK 指南，里面有详细介绍。下面我结合顺德医院项目谈谈 HIS 项目有哪些关键相关方，即项目干系人，以及要如何管理项目干系人。

一、识别项目干系人

能影响项目或受项目影响的人或组织就是项目相关方，项目相关方分组织内部与组织外部两大类。HIS 项目涉及众多相关方，医院 2000 多名职工及每位到医院看病的患者都是项目相关方，下面讲述几个关键相关方。

顺德医院项目关键内部相关方有：副总经理李铁，交付中心总监温演锐，项目办公室主任董雪娟，技术总监梁意星，技术部经理曾喜平，技术经理王伟强，实施骨干闫林、周满福、刘沛祺、李远霞，测试工程师朱换，其中在项目现场的有曾喜平、王伟强、闫林、周满福、刘沛祺、李远霞、朱换。

顺德医院项目关键外部相关方有：分管副院长王华峰，信息科主任郭扬帆，信息科副主任郑华国、何敬成，信息科骨干卢官荣、刘水平、罗志康等，门诊部主任魏华文，质控科主任游文霞，护理部护士长陈升，收费处组长扶英，客服中心主任胡靖青，财务科、药剂科、医保物价管理科主任等。

二、管理项目干系人

前面提到，项目经理是迷你 CEO，既要理事也要管人。项目干系人管理的要点有以下几点：

1. 建立机制，沟通汇报

项目入场后，我们会跟院方开个项目启动会，启动会有甲、乙双方领导，信息科及院方职能科室代表参加。甲方领导讲述项目建设的目标和意义；项目经理除了讲解项目实施总体计划外，还需介绍项目沟通汇报机制、需求管理流程等项目实施管理规范。

顺德医院项目入场到系统上线稳定，我们每周一上午 11 点准时召开项目进度会议，参会人员有公司项目组骨干、医院信息科骨干。公司领导与院方领导参会次数相对比较少，估计是对我和信息科郭主任比较信任，但领导们都会参加重要环节。涉及关键业务流程讨论或关键计划确认时，信息科郭主任会要求门诊部魏主任和质控科游主任参加。系统上线稳定后，由于 HIS 事情较少，每周例会取消，但是不管是否开周会，我每周一下午都会打印纸质周报（项目需求列表只提交电子版本文档），提交给信息科郭主任签字确认，并发送周报邮件至公司项目办公室，抄送给公司相关领导及销售经理。周报签字从项目入场到项目验收从来没有中断过，验收前整理签字，项目周报就有 120 份。

每周开周会、写周报会占用项目经理部分时间，有部分项目经理认为周报没有意义，实际上周报大有作用。项目周会与周报可以提高项目透明度，让关注项目的相关方对项目的进度、质量及难点有所了解，可以消除各方之间的信息差，减少误解，同时获得甲、乙双方领导的支持。每次找信息科郭主任签周报，我都会跟他在办公室聊一会儿天，项目遇到什么困难需要他出面协调就当面提出来，项目取得什么重大进展也会当面跟他汇报，有时信息科郭主任也会问起一些临床科室主任关注的需求进度。通过这些短暂的交流，他了解了项目的详细进度，当有科室主任前来询问进度的时候，他可以轻松应对，而我也可以从他那里获得一些来自临床一线的用户意见，以便对项目进行改善、改进。信息科郭主任是一个对待项目非常认真的人，找他签周报，每次他都会认真看，看完才签字。我相信不管碰到什么样的信息科主任，只要我们认真对待项目周报，他也会对此重视起来。

所以，不管你是否理解，我建议项目经理每周都要认真做总结，坚持写周报，多跟信息科主任当面交流。

提前制定项目需求提交、系统更新发布等项目实施管理流程，对于做好利益相关方管理也很重要，后面会对需求与版本管理流程进行详细讲解。

2. 知人善任，人尽其才

要最大程度发挥项目组内部成员的潜能，项目经理需要尽快了解每位成员的能力、性格特点，做到知人善任、人尽其才。

至今还记得，项目组刚刚进场不久，信息科有个说话大声、沟通方式有时让人感到不适的同事，由于他负责的系统与 HIS 上线关系密切，我们必须要争取他的支持。为了避免出现影响项目进度的情况，我安排了胆大心细、性格有些火辣的李远霞与他对接，估计是"一物降一物"，他们接触过一段时间后，信息科这位同事对于我们整个项目组都很客气，项目还没有上线，年纪轻轻的李远霞就被尊称为"霞姐"。

顺德医院项目组还有几个关键人员：闫林，对公司收费相关产品非常熟悉，服务意识强，但是不善于沟通表达，我安排其负责财务、收费、医保相关工作。他大部分时间与数据打交道，是财务科、收费处的常客。由于他服务意识强，能及时处理客户提出的问题，他逐渐得到客户认可，在项目验收进入运维阶段后，成为顺德医院运维项目的项目经理。周满福，应届毕业生，技术能力一般，学习能力、沟通能力强，我安排其负责系统培训工作及需求管理，后期负责需要跟业务科室密切沟通的临床路径子系统的实施工作。由于成长迅速，他在顺德医院项目工作 1 年左右就担任公司其他医院的一个小项目的项目经理，1 年左右时间顺利完成所负责项目的验收。刘沛祺，对技术有一定的兴趣，性格不急不躁，兴趣爱好却很广泛，我安排其跟进药房、药库子系统的具体实施工作。估计是药品管理要求比较严谨，药房药库的组长多少有点急性子，不急不躁的刘沛祺刚好可以应对，后来也成了公司的实施骨干。

3. 增加客户参与，降低客户期望

医生看病总会遇到疑难杂症、复杂病情，医生会引导患者积极参与治疗，跟患者讲解病情，分析治疗方案，并推荐最佳的治疗方案。患者在参与过程中增加了对医生的信任，并且签订各种知情同意书，接受医生的治疗。HIS 建设是个复杂工程，与医生看病一样，也会遇到各种困难，会收到各种复杂甚至是无理的需求，要处理这些复杂需求、拒绝无理要求，最好的办法就是增加客户参与度。

项目入场后，我们就与院方约定了需求申请流程，门诊相关需求统一由门诊部魏主任审核，住院相关需求统一由质控科游主任审核。因此，当我们遇到复杂需求时，经常邀请两位主任参与需求讨论，通过讨论会，我们甲、乙双方确认需求是否受理，订立需求处理方案、处理期限等。随着参与项目增多，两位主任对我们的工作方法方式、工作流程有了深刻的认识，不会因为某个紧急需求而整天催着我们更新程序，因为他们清楚系统更新流程，也知道我们的处理计划，只要我们按计划完成就行。他们清楚程序修改的风险，会对科室提交的需求区分优先级，甚至帮我们推掉不合理需求。

不管哪个项目，我们都能在医院找到愿意参与项目的用户，项目入场后，项目经理就要留意医院方的热心人，增加客户参与度，降低客户期望，多一个"自己人"，就多一分力量。

4. 发掘优质用户，团结一切力量

郭主任提到过，项目一旦落地，甲、乙双方就成了一条船上的人，项目经理要尽量团结一切可以团结的力量，争取得到项目干系人的支持，必要时可以请求销售参与，创造软环境。

顺德医院信息科有很多老师在 HIS 上线过程中做出了很大的贡献，他们包括卢官荣、刘水平、罗志康、符区茂、梁闻一、邵骏等，由于他们对医院旧系统非常熟悉，了解医院业务流程及各个科室的痛点、期望，因此我们在需求收集与处理、系统接口对接、系统培训等方面很少走弯路。他们之所以能积极配合项目上线，与信息科郭主任的管理与引导有很大关系。一开始很多人可能不理解，觉得信息科郭主任怎么老是向着乙方，他是不是乙方的人，但事实证明，顺德医院 HIS 能顺利上线，并在上线后逐渐平稳运行，与信息科郭主任的有效管理与引导有很大关系。项目成功，甲、乙双方都是受益者，而项目失败，甲、乙双方只会两败俱伤。我相信每位参与项目建设的人都会因为项目成功感到荣耀，会因为项目失败感到遗憾。

很多信息科同事因为积极参与新 HIS 建设，在系统上线稳定后得到院方临床科室的一致认可，不少人因为新 HIS 上线成为信息科骨干、组长甚至是信息科副主任。所以项目经理只要用心、真诚，就可以争取到信息科关键相关方的支持。因顺德医院 HIS 项目上线，我跟院方很多人都成了好朋友。

5. 增强服务意识，提高客户满意度

销售人员的服务意识很强，项目经理经常会吐槽："销售怎么这也答应，那也答应，到处给我们挖坑。"其实我们要换位思考一下，如果销售服务做得不好，他能签到合同吗？同样道理，如果项目实施过程没有服务意识，我们能完成项目验收吗？

答案是否定的。项目经理在承接项目的那一刻，就要想到尽快完成项目验收，实现项目盈利，不管项目是否有奖金，项目验收都是最终目标。是什么最终决定项目能否验收呢？我认为以下两点很关键：一是我们是否按照合同完成建设内容；二是客户对我们的建设成果是否满意。检验是否按照合同完成建设内容相对容易，进行建设内容清单核查即可，可以自查，也可以请第三方机构进行测评。评判客户是否满意就有点难度了，满意是比较主观的评价，我们的做法一般是找使用科室签订用户意见书。只要平时我们服务意识强，用户基本不会为难我们，用户意见书签字就简单了。

值得一提的是，服务客户不意味着什么事都迁就客户，我们要站在信息化建设专家的角度给出最优解决方案，必要的时候要讲解清楚各个方案的优缺点、实施风险等，让客户知情，接受我们的建议。

以上是我关于项目干系人管理的一些经验分享。项目干系人的识别与管理是贯穿整个项目过程的。项目干系人是动态变化的，在不同时期其对项目的影响程度也不一样，项目经理一定要擦亮双眼，随时识别出对项目有利及不利的人，并进行相应的管理，以确保项目顺利进行。

第三章　范围调研，画地为牢

　　项目范围是执行的边界，无界则会陷入需求的泥潭。项目范围不能超越合同范围，合同范围不仅指合同内容，还包括乙方的投标书、补充协议、备忘录、会议纪要、公文邮件确认函等。

　　现在项目验收不仅仅是对照合同的子模块清单，严格的还会将乙方投标书等过程文档的承诺内容一并纳入验收条件。项目范围既包括合同清单中的子模块内容，也包括投标书中乙方的技术文档和所有商务承诺。如果乙方公司的标书为了"充面子"，写上了很多公司产品不一定能够实现的功能，会为后面项目实施和验收埋下"地雷"。

　　信息科主任和乙方项目经理的碰头会，先要研究合同内容和投标书内容，初步确定项目的范围边界，这是一条以双方签定的合同内容为基础的底线，边界的新增和减少都会涉及金额的变更，需要另行签署补充协议。这条底线是画得最大的一个圈。HIS项目十分庞大，不可能一次性全部上线，或者不可能一次性完善所有需求后再上线，分步分级是常规稳妥的实施方法。

　　范围调研的目的是保证项目按时保质实施，其以合同及招标文件中的功能为基础，对实际交付使用的系统进行详细调研、分析，再结合医院的实际需求，将合同范围细化、量化，明确本项目的实施内容及范围，形成的调研报告是一份重要的过程文档。

　　范围调研可以按子系统划分为门诊系统、住院系统、药剂物流系统、第三方接口等。先制作出各子系统的业务流程图，再细分每个子模块的流程图。例如：门诊系统可以分为门诊系统基本流程图（总）、门诊收费流程图、门诊分诊流程图、门诊医生工作站流程图、门诊药房流程图、门诊输液流程图等。"一图抵万言"，与临床使用人员沟通时，先用图来印证他们的业务流程，是最简单明了的方法。流程上没有大的偏差，系统的基本架构就不会有大的改变。然后就是核对每个子模块具体的功能，对于常规的增、删、改、查，可以粗略带过，重点调研个性化需求、对本系统的期望值、最迫切需要解决的问题等，并记录在案。要确认每个功能点实施的先后顺序，有些必须在上线前完成，有些则可以在上线后逐步优化。有一点要切记：对于模糊、易变的不稳定需求，要先冷处理，不要着急提交开发。此步操作是给每个子模块划定一个个小圈。

　　范围调研另一个重点内容就是梳理涉及本子系统的第三方软件接口和设备接口，接口也分很多类型，例如：医保接口就是最强接口，必须在上线前完成，这是重中之重；其次如支付平台接口、自助机接口、发药机接口、各在用业务子系统接口，只要是在医疗业务活动中一直使用的部分，就必须在上线前完成；另外一些如合理用药接口、慢病随访接口、院感监测接口、不良事件接口、三级公立医院绩效考核接口等，则可以在上线稳定后逐步完善。

范围调研是初步厘清工作任务包的过程，只有做好充分调研，才能制订可执行落地的项目计划。

范围调研的方法和形式可以多样化，常规的有：×××子系统调研表、电话访谈、当面访谈、系统演示、专题讨论等。为提高效率和质量，乙方公司要做好调研表，信息科要审核表格内容。软件系统演示环境要准备好，最好是可以用笔记本电脑独立完成演示，方便到各科室演示且不用花时间配置网络。要尽量避免演示出错或死机，所以给临床使用人员演示之前，最好给信息科先做一次完整的演示。访谈相对轻松，主要是乙方项目经理问，使用人员回答。访谈之前，最好列一个提纲，由信息科提前发给对应人员做好思想准备。访谈是建立联系、识别干系人、取得初步信任的过程。如果能让他们主动留下联系方式，或者建立一个微信群，那么就基本达到目的了。专题讨论，是指在完成初步调研、对内容整理汇总之后，深入讨论尚未明晰的部分环节，一般会有多部门参与的沟通确认。范围调研不宜太过细致，有些流程或需求暂不能确定，可记录下来，后续再解决。现 HIS 已比较成熟，一家三甲医院花两周左右时间就可做出调研报告。

我院的范围调研由不同小组同步进行：绘制业务流程图 12 个；收集个性化需求 153个：门诊 97 个、住院 42 个、药剂物流 14 个，开放第三方接口 35 个，基本厘清上线前需要完成的工作内容。

HIS 公司观点

◆ 关于需求调研 ◆

需求调研的作用、调研步骤、方式方法，前面信息科郭主任已经做了详细讲解，下面我主要讲述需求调研前期准备工作、需求调研的输出及需求调研的注意事项。

一、前期准备工作

HIS 如此庞大，需求调研怎么做才科学合理？万事开头难，只要我们在调研前做好充分准备，就能顺利完成需求调研。

首先，项目经理应该要掌握项目包含的系统范围：本项目包含哪几个系统，哪些是公司自有产品，哪些是需要外购的产品，是否包含互联互通测评、电子病历评级等内容，这部分信息可以从合同及招投标文件中获得。项目经理在召开项目内部启动会之前就应该认真做好合同解读，明确大的项目范围。

其次，准备调研所需文档，包括系统流程图清单、系统标准功能说明、需求调研问卷。公司知识库对此有相应模板，我们结合顺德医院项目合同及招投标参数进行微调整即可。

我们将系统流程图（如门诊基本流程图见图3-1）与标准功能清单发给信息科，信息科负责相应子系统的工程师先进行新旧系统功能及流程的核对，优先明确系统流程与功能的差异；再下发需求调研问卷（见图3-2）给相关科室填写。

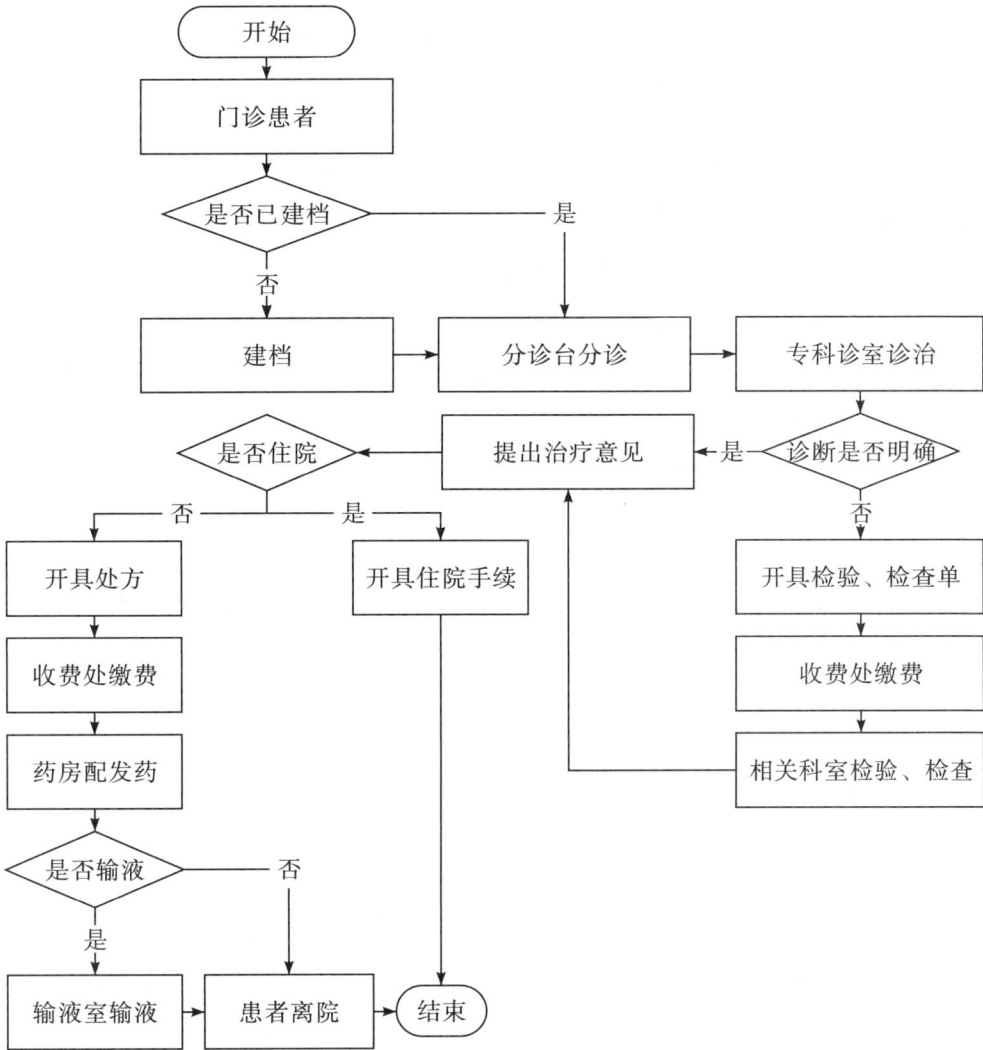

图 3-1　门诊基本流程图

南方医科大学顺德医院 HIS 项目
门诊建档调研问卷

调研人： 调研日期：

1 建档模块需求调研（调研对象： ）

1. 医院哪些人员需要操作建档（可多选）？

   A 建档专窗　　　B 门诊收费窗口　　　C 门诊夜间收费窗口　　　D 门诊护士站

   E 入院登记窗口　F 住院收费窗口　G 其他情况＿＿＿＿＿＿＿＿＿＿＿＿＿＿＿

2. 如使用诊疗卡，采用哪种方式？

   A 订做诊疗卡时将卡号写好，使用时直接读取

   B 订做诊疗卡时卡号为空，患者登记时将卡号写入诊疗卡

3. 建档需不需要打印患者 ID 条码号？

   A 需要　　　B 不需要

4. 是否存在三无患者建档？

   A 不存在　　　B 存在，建档流程是＿＿＿＿＿＿＿＿＿＿＿＿＿＿＿＿＿＿＿＿

5. 建档完成后自动增加新记录？

   A 是　　　　　　　B 否

6. 建档时是否限制电话号码位数？

   A 限制 11 位　　　　　B 不限制

图 3-2　需求调研问卷

　　最后，搭建系统运行环境。需求调研，势必涉及系统演示与讲解，包括系统流程演示、关键功能讲解，很多具体需求与流程只有打开系统，当面讲解才能清晰地表达。有条件的医院最好准备一套旧系统的演示环境，以方便对新旧系统进行对比。顺德医院项目组入场后，我做的第一件事就是找信息科提供系统安装环境，并安排熟悉系统搭建的同事完成系统搭建与系统流程测试，系统环境搭建与调试需要 3~5 天。在系统演示环境搭建的过程中，我制订好需求调研方案，并与信息科郭主任沟通确认方案，后续需求调研就按照计划一步一步进行。

　　需求调研方案需要包含以下内容：调研的系统范围，即包含几个子系统；调研的方法，是现场调研、系统演示、问卷及座谈相结合；参与调研人员及时间计划。

二、需求调研的输出

按照需求调研方案完成需求调研后，我们结合顺德医院业务流程，对公司标准版本系统业务流程图进行了调整，明确了各个子系统需要上线的功能，整理了各个科室反馈的个性化需求以及与 HIS 相关的第三方接口。个性化需求与第三方接口划分为上线前必须完成和上线后再开发完善两大类。

以上需求调研成果经过整理，形成需求调研报告及项目实施内容与范围。两份文档一式两份，由甲、乙双方签字盖章。

三、需求调研的注意事项

前面郭主任已经提到需求调研不宜太过细致，需求与计划实际上是一个渐进明细的过程，不清晰的需求不要着急提交。下面我做一些简单的补充，希望看到本书的项目经理吸取经验，少踩坑。

1. 合同外功能需求要婉拒

增加合同外功能意味着项目需要额外的成本，必然会导致预算超支，项目预算超支会导致项目奖金泡汤（我们公司有规定，项目成本超支，项目奖金为 0），因此对于合同外功能，我们一定要委婉拒绝，用户如果确实需要做，可以让其联系公司商务，进行额外采购。

2. 涉及系统架构改造的需求要谨慎接受

各家公司的 HIS 基本上能满足医院业务流程需要，差异在于操作是否便利，配置化程度是否高，维护是否简单。如果客户提出涉及系统架构改造的需求，项目经理要谨慎，不要急于接受需求，建议从需求的必要性，实现需求的成本、时间、影响范围等方面进行充分分析，必要时可以组织讨论会，请公司系统架构师参与讨论。

顺德医院项目需求调研阶段就遇到类似问题，信息科有位资格很老的工程师，对多家公司的 HIS 都很熟悉，在我们公司也工作过一段时间。我们刚刚入场调研，这位工程师就对公司的门诊系统医嘱功能提出异议，即门诊医生站医嘱与费用是一一对应的，这位工程师觉得这样不合理，要求进行改造，实现一条医嘱可以绑定多条费用。我的初步分析：需求有一定的合理性，但是需求的迫切性不高。因为我们公司几十家用户都是用目前的模式录入医嘱的，没有一个用户提出需要改造，而且顺德医院旧门诊系统用的也是这种方式。

该需求涉及 HIS 整体架构改造，改造工作量也不小，因此我从需求必要性、需求对工期的影响、需求可能带来的系统稳定性风险等方面着手拒绝接受该需求。没有想到，我遇到"硬骨头"了，老前辈态度坚决，说一定要按照他的要求调整程序。我以退为进，耐心跟老前辈分析：5 月 1 日要上线，时间紧迫，我们能否将精力重点放在临床一线用户提交的需求上，待系统上线后再考虑他的建议。老前辈不同意，提出一定要上线前完成该需求，若开发人手不够，就让我们加派人手。信息科郭主任对是否调整程序保持中立态度，为了解决我跟这位老前辈的冲突，他提议公司安排系统架构师到医院现场召开需求分析讨论会，确认需求方案。

为此，我邀请了公司副总经理李铁、技术总监梁意星及对需求管理有丰富经验的项目办公室主任董雪娟到医院现场开讨论会。会议过程不太顺利，老前辈态度坚决，我们项目办公室主任也毫不让步，到最后双方只好暂时搁置问题争端。后面经过多次沟通，老前辈才放弃了改造门诊医嘱系统的想法，我知道他是无奈接受，但事实证明我的决定是对的。完成需求调研后，我们收集了 153 个临床一线用户提出的个性化需求，系统上线至今没有一个医务人员反馈系统架构有问题，他们在乎的是系统使用是否方便、响应是否快速、运行是否稳定。

3. 所有需求要登记

不管是合理需求还是不合理需求，我们都要记录在案以保留备查，包括需求调研过程中的一些原始需求单。一是方便日后有异议的时候查阅，二是体现我们的专业性以及对需求提出者的尊重。需求记录单需包含序号、所属功能模块、需求描述、需求优先级、需求提出人、提出科室、提出时间、负责人、计划完成时间、需求状态（已审核、已评估、开发中、待测试、不处理、已完成等）。不合理的需求经过评估后，状态改为不处理。

4. 所有需求要签字确认

需求调研阶段产生的需求，可以进行批量确认，将需求列表作为附件，制作总体需求确认单，由信息科及关键职能科室进行签字确认。系统上线稳定后，需求量减少，临床一线用户按照需求管理流程在医院 OA 系统提交需求申请单，职能科室负责人审核后提交信息科负责工程师审核，最后信息科主任审核。完成审核后，信息科负责工程师打印需求单，提交公司项目经理及信息科主任签字确认。

甲、乙双方项目负责人签字，表明双方已经对需求修改没有任何异议，只有双方签字的需求才会提交给开发人员。需求管理流程是项目进程后甲、乙双方达成的共识，需要项目组成员及信息科所有成员遵守。作为项目负责部门，信息科需要尽量利用各种场合进行宣贯，做到全院用户都清楚需求管理流程，这可以有效地控制需求，防止需求泛滥。

需要注意的是，涉及多个部门的需求，要进行多部门会签。

5. 需求需要区分优先级

开发人员的精力是有限的，需求处理不能眉毛胡子一把抓。需求优先级可以划分为"紧急""高""中""低"几种，约定优先级为"紧急""高"的需求是系统上线前需要完成的，完成后即达到上线标准。如何划分需求优先级，后面有章节进行详细介绍。

需求调研是项目成本、进度与质量控制的关键，做好需求调研，项目成功一半，项目经理一定要亲自完成这部分工作。

第四章　项目进度，任务摊派

项目进度不是一张简单的排期计划表，它是在完成项目范围调研之后，结合医院近期重大工作事项而制定的一份较详尽的、有任务分工的、可落地执行的项目进度计划表。

前期范围调研主要从技术层面了解项目与 HIS 产品的契合程度，初步确认各工作包的责任人、大致完成任务包的时间，如对于各基础字典的编码方案，确认由谁先从技术上批量整合、由谁来录入、由谁来校对、由谁来维护、各阶段花费的工时等。项目经理在制订计划时，需要考虑医院近期重大工作事项，如：搬迁、院庆、三甲评审、医保重大升级节点、合同约束的上线和验收时限；主要院领导变化、信息科主任轮岗、核心技术骨干离职、重要字典编码员休假等，还要考虑医院信息科和 HIS 公司可以调配的人力资源及其做事的能力、相互之间的配合度等。一份完善的项目进度计划表，绝不是一张简单的工期排程表。前期考虑得越多，后期变动就越少。

现在 HIS 项目的复杂度远远超过 21 世纪初的以收费为中心的 HIS，以前的接口简单，主要是社保接口，HIS 公司一般有自己的 LIS（实验室信息系统）、PACS（影像归档和通信系统），很少与其他公司的产品进行对接。我以前一个人带两个试用员工，就可以很快上线一家三甲医院，也没有做过正式的项目计划，项目的进度主要由个人能力、医院的配合程度、公司个性化需求修改的快慢来决定。但现在 HIS 项目上线都是"大兵团"作战，大型三甲医院动辄三五十人，多的可以达到一百多人。医院几乎所有用到患者基本信息的软件都需要接入 HIS，我院前期梳理 HIS 上线前必须有接口的子系统就有 35 个，涉及 10 余家其他公司的产品。影响 HIS 上线进度最大的障碍，又看不到成效的就是与各子系统的接口，几乎可以消耗一半的程序开发资源。如果另一半是个性化需求开发，那么为保证个性化的反向回退操作和防出错的各种限制性功能，又占了这另一半的一半。临床操作人员总是抱怨为什么一个小的问题改了又错，还把以前好的功能改没了。我们 HIS 程序员做了大量界面上看不到的工作，我常跟医生说，你以为开一个处方容易吗？后台连了几十个接口，才能让你保存成功。

我院 HIS 上线期间，正值三甲复评和新冠疫情，原计划 5 月上线，为配合医院预期的7、8 月三甲复评，而后复评时间一直未定，HIS 迟迟不敢上线。三甲评审对临床路径有 13 个条款的要求，我院临床路径被打包在电子病历系统公司的合同里，一直实施不下去，主要是因为电子病历系统不具备对医嘱的处理能力，不得已将此部分切割给 HIS 公司。原计划先上线门诊系统又改为先上线住院系统，主要就是为了保证三甲评审临床路径条款不被扣分。

HIS 项目实施工期长，过程不可控因素较多：与第三方子系统接口不可控、医院重大事项计划不可控。几乎每个 HIS 项目都存在不能按计划执行的情况。

但计划不能不做，不做则 HIS 项目会更乱，项目进度计划表是一个基线，把握这条基线就是把握住项目前进的方向，项目开工（进场）时间为计划的起点，合同约定的工期为计划的终点，中间有几个里程碑事件：范围调研（人员分工、调研方法、时间安排），产出《各子系统调研报告》；基础字典编码（人员分工、时间安排、编码录入），产出《编码分工一览表》，打印《基础编码字典明细》并签字确认；第一批个性化需求修改（人员分工、需求确认、时间安排），产出《各子系统需求清单》，三方（承建方、使用方、管理方）签字确认；研发根据需求轻重缓急进行工单分发，确定完成时限；各子系统培训计划（人员分工、培训室安排、收集培训人员名单、培训课件制作），产出《培训签到表》《各子系统培训课件》《培训考核成绩表》；服务器和终端环境安装（人员分工、时间安排），产出《服务器环境配置表》《各子系统终端安装培训和分工表》；各子系统试运行（选择试运行的科室、试运行时长、驻场人员、问题处理流程），产出《试运行报告》；各子系统正式运行（驻场人员分工、问题处理流程、应急保障措施），产出《HIS 上线应急预案》《正式上线报告》；HIS 项目验收（整理过程文档、自查功能清单、提交初验报告、提交验收申请），产出《验收报告》。

一份完整的 HIS 项目进度计划表，至少有这些要素：事件内容、工期、人员、方法、产出提交文档，在形式上没有标准格式，各公司和医院可以按自己的项目管理思维来制作，也可以做甘特图表，直观显示计划和实施的进度。计划是为了项目能按预设执行，执行靠人来做，所以要将每一个事件内容和工作任务摊派到具体的人员，要有具体的时间和质量要求，也要提供相应的技能培训。这样的一份项目进度计划表，才能真正指导 HIS 成功上线。

HIS 公司观点

◆ 关于项目进度管理 ◆

项目进度计划制订是项目进度管理的关键，郭主任在本章已经详细阐述了如何制定一份完美的 HIS 项目进度计划表，完美的项目进度计划表应该包含哪些内容。下面我补充说明如何对 HIS 项目进度计划进行监控管理。

项目进度计划并非一成不变，项目进度计划的制订是一个渐进明细的过程。项目商务阶段，甲方会根据上线系统实际使用需要及项目资金使用计划提出项目上线与验收时间节点要求，甲、乙双方会在合同中对工期进行约定。原则上，上线、验收等里程碑节点必须基于合同约定进行制定，项目详细计划基于里程碑节点进行拆分细化。项目实施过程由于院方原因或其他第三方因素导致与计划不符的，需要保留证明材料，走项目计划变更流程。

顺德医院项目原计划是 2020 年 5 月 1 日上线的，公司也按照这个时间节点完成了上线准备工作，上线前必须完成的需求及接口都已完成，但是因为院方三甲评审时间未定，需更换 LIS、PACS，以及 HIS 服务器还没有安装到位等，使甲、乙双方商定推迟系统上线，甲、乙双方签订项目进度变更审批表。

需要提醒各位项目经理的是，项目计划变更一定是非公司方面的原因导致的；项目变更一定要有院方领导签字，加盖甲、乙双方公章；项目经理与信息科主任原则上是项目实施的具体负责人；公司与单位双方已经授予项目经理签订项目过程文档的权限，但涉及范围、进度与项目成本预算的变更，建议由甲、乙双方高层领导签字，加盖单位公章。

公司对于项目进度监控管理有要求，HIS 项目进度以周为单位进行监控管理；LIS 项目工期短，需要以日为单位进行监控管理。项目组成员会参与项目进度计划表的制定，需要第三方协作完成的须进行备注。"第三方"是指公司项目组成员之外的人，包含公司商务、信息科、医院其他科室人员、第三方公司等。项目进度计划表完成后，项目组骨干成员会根据项目进度计划，制作出各项目上线准备工作的项目任务跟踪表，其中包括：需求列表、系统接口列表、系统基础字典制作表、系统表单与报表制作表、系统培训计划、系统联调计划等。

每个项目组成员都要清楚自己每月每周需要完成哪些工作任务，完成这些任务需要找谁协作。顺德医院项目组成员周五下班前都会在《项目任务跟踪表》更新本周负责工作的完成情况，若工作是跨越数周的，则写本周完成百分比。我每周五或周末检查各项工作完成情况，并制作项目周报，周报包含项目总体情况、需求处理情况、本周工作内容完成情况、下周工作计划、需要协助内容等。在检查本周各项工作完成情况的过程中，识别到项目进度有风险时，我会与相应的负责人沟通，商定应对措施，安排项目组内部人员协助或者加班赶工，必要时也会请求公司另外加派人手处理。需要公司或院方协调或协作的内容，我会明确登记到周报中，写明需要谁协调、要求完成时间。每周一，项目组骨干成员与信息科召开项目例会，对项目的范围、进度、质量进行汇报，重点是项目进度与需要协调的内容。

检查各个项目任务是否按时完成，需要注意的是工作内容是否完成要以负责该事务的信息科工程师的确认为准。制订项目进度计划的时候，信息科也会参与，信息科郭主任会指派一名信息科成员跟进每项工作，需求、系统接口与表单跟进按照子系统划分负责工程师，基础字典收集、报表制作分别安排一名工程师跟进。对于需求列表的 153 个需求，我每周主要与信息科确认完成情况，特别是基础字典、接口与系统表单的完成情况，我主要看确认单是否有客户签字，以文档检查为主。若任务跟踪表状态为已完成，但是没有客户签字确认，也算未完成。

除了每周监控项目进度，我也会利用月度绩效管理工具管理项目进度及质量，公司执行月度绩效激励制度，项目经理在每个月底有权制定项目组成员下个月的关键绩效任务，并对本月的关键绩效任务完成情况进行打分，财务根据绩效打分情况发放绩效工资。通过将每月关键绩效任务与当月需完成的项目任务相结合，制定好绩效指标，再与项目组成员沟通，让其对指标有清晰的了解。

不管是周工作任务还是月度工作任务，如果是关键任务，项目经理最好能做到提前检查进度，不要等到要交货的最后一天才发现无法按期交货。提前检查的目的是预留风险处理时间，发现无法按时完成时，可以想办法弥补。因为项目组是在一个办公室集中办公的，所以我可以随时跟进项目进度，关键任务跟进频率高，非关键任务跟进频率低。类似医保接口或院方政策性需求，都是有时限要求的，没有按时完成，医院就会被上级部门通报批评，对于这类任务，我一般会一天一问或者三天一问。因为进度管理也是会消耗管理者与被管理者的成本的，所以项目经理需要根据具体情况制定检查频次。

另外，除了项目经理主动检查工作，也要培养项目组成员主动向你汇报工作的习惯，有责任心的下属会主动汇报工作进度，遇到困难也会主动寻求帮助。若下属没有这样的做事习惯，往往会让你在毫无防备的情况下碰到措手不及的问题。我常常引导项目组成员主动汇报，也经常反省自己有没有做到主动向上级汇报，我的领导也经常提醒我，做事要有闭环的思维。

项目进度管理实际上是一个 PDCA 循环（计划、执行、检查、处理），我们先有项目进度计划，再按照进度计划完成项目工作，在此过程中，定期检查进度，并对工作流程进行调整改进，周而复始。

第五章　三足鼎立，角色互换

任何一个项目都有三方角色：承建方、使用方和管理方。具体到 HIS 项目，其三方角色就是 HIS 公司、医院使用操作人员和信息科。HIS 公司的人员希望医院需求少一些，系统能早点验收通过；医院使用操作人员希望 HIS 公司的产品既简单好用，又能满足各种需求；信息科既管不了 HIS 公司，也管不了医院使用操作人员，夹在中间两头受气。所以信息科主任需要具备足够的 IT 知识、医疗常识、规划能力、整合能力、沟通能力、抗压能力。

三足鼎立，很多时候处于不稳定状态，这主要取决于信息科偏向哪一方，二打一的时候，第三方就会很难受。HIS 公司与医院使用操作人员联合起来架空信息科的情况较少，除非信息科授权他们自行沟通，当然这是不负责任的管理。

具体到做事，例如工作量最大的字典编码，如医嘱字典、收费项目字典、诊断字典、手术字典、检验检查项目字典、药品字典等，到底由谁来做呢？业内还没有一个明确的规定，21 世纪初我做 HIS 项目时，都是自己一条条录入编码，初步完成后再交给医院相应部门校对，然后再教会他们使用、维护。那段经历虽然枯燥乏味，但对于一个新入行的 IT 小白来说，是宝贵的经历之一。正是因为亲自编码 HIS 所有的基础字典，我才逐步理解了医疗中的各种常识及其相互之间的逻辑关系。以前收费员都是通过输入编码进行快速录入或检索的，每一位编码的数字都代表一种含义，现在年轻人较少做这项费时费力的工作了，主要是因为 HIS 经过 30 多年发展，各项字典编码已趋于规范稳定，信息科工程师使用 SQL 语句批量清理就可以快速完成新 HIS 字典导入工作。所以现在 HIS 公司培养的工程师，其基本功不扎实，常常不能理解临床的语言，跟这种"笨功夫"的缺失有很大关系。

事情还是要去做的，再具体到上面讲的字典编码，大量的手工虽然可以用技术批量完成，但编码方案还是需要三方坐下来认真讨论。HIS 公司清楚自己的数据结构，信息科工程师清楚旧 HIS 的数据结构，字典运维相关部门清楚业务上的需求。只有相互对照、对碰、印证，才能做出合适的编码方案。这是一项需重新清理、整合、规范的工作。旧 HIS 使用多年，已经产生了很多临时的、不规范的、作废的冗余细目。例如：我院旧 HIS 为了方便统计或方便医生录入，使用完全一样的医嘱项目，只是在后面的括号内标注不同的科室名称。信息科工程师需要与相关部门一起清理掉这些细目，然后按照新 HIS 的数据结构，批量导入。对于这项工作，三方都起了各自的作用，缺任何一方，新 HIS 字典都会带入较多的垃圾数据。

　　临床操作人员觉得新 HIS 给他们带来麻烦，事实上也的确如此，为什么每家医院换 HIS，都没有人说好，反而怀念旧 HIS 的各种好，难道他们忘了自己曾经也深深地痛恨和咒骂过旧的 HIS 吗？这是因为他们已经习惯了，无论好与坏都习惯了。现在要来改变他们的习惯，改变所有最熟悉、最舒适的做事方式，都免不了被痛恨和咒骂，历史不过是重演而已。

　　角色互换的基础，是基于对新旧 HIS 的理解、融合、优化、提升。同样版本的 HIS 在不同医院应用，其效果大相径庭，根本原因就在此。但医院方操作人员最喜欢做的事情，就是要求把新 HIS 所有的界面和操作步骤都改成与旧 HIS 一模一样，但这基本上失去了更换 HIS 的意义。HIS 公司可以接受界面上的调整，但涉及数据底层架构的改变是不可承受之重，而往往信息科资深工程师能够准确尖锐地指出来。事实上每一家 HIS 公司的底层架构都有可取和不足之处，即便采用最新的微服务架构，也解决不了所有的缺陷，所以要接受每家 HIS 公司的不完美。只要不是致命的，就能用其他方式来改善这种不足。即使是致命的，如果业内其他公司也没有办法解决，就要学会接受。HIS 公司要做的是在新 HIS 的基础上进行融合、优化、提升，尽可能吸收旧 HIS 的优点，以发展的眼光来设计流程，院方则需要以极大的耐心来适应新 HIS 的界面。

　　角色互换，是对他人的理解和尊重。多方共同完成一件事情，而且还是一件特别复杂的、满意度很低的事情，就要能站在对方的角度来解决问题。例如：一些工作量小的且不易变更的事情，信息科或 HIS 工程师可以顺手做了；一些临床不太容易描述或者不会用计算机语言来描述的需求，信息科或 HIS 工程师可以先写一份需求内容给临床人员确认是否正确，然后教他们按标准需求单的格式填写需求。很多时候临床人员所提的需求并非他真正想要的，行业知识的代沟需要信息科或 HIS 工程师代入临床的场景才能够真正理解，这往往可以挖掘出真正的需求，才能真正解决临床的问题。临床人员也需要考虑 HIS 公司和信息科的难处，有些需求看似简单，但实现起来需花费高昂的时间成本，带来巨大的风险。临床人员不考虑合同范围和金额，只想系统要达到他们的要求，这也是不合理的。医务人员有时会因 IT 人员不尊重他们的专业而生气，但忽略了 IT 也有严格的规程，IT 人员也需要得到尊重。

　　信息科或 HIS 工程师的角色也应该互换。我们科室有一名员工曾经对 HIS 公司的工程师说话极不礼貌，导致 HIS 项目经理向我投诉。我对这名员工说："如果你再对乙方这样说话，明天你就去做乙方工程师。"后来这名员工发生了较大的转变，能与乙方工程师和睦相处，分配给他的几个项目都做得很好。我们还对科室绩效进行改革，让信息科工程师将乙方和使用科室当成甲方客户，使项目实施的好坏、快慢直接影响绩效工资。HIS 公司也需要理解信息科的不容易，信息科在医院的地位不高，不仅是花钱的部门，还是给临床带来麻烦的部门，所以对临床反映强烈的问题一定要集中力量尽快解决；多做测试以减少升级差错；尽量不要变更合同金额（这个流程走起来很麻烦，还要面对事后审计）；有些功能模块和接口多做一些也没有关系。现在 HIS 公司工程师在我院与信息科工程师相处很融洽，很多事情都可以协商解决。对内虽然常常争得面红耳赤，对外基本保持口径一致。

人的一生，有各种不同的角色，做项目也是做人，能站在对方角度来考虑问题，就会减少很多误会，将事情做得更好。

HIS 公司观点

◈ 关于项目范围、成本、进度与质量 ◈

项目范围、成本、进度与质量是项目管理的核心要素，彼此之间相互制约、相互影响。进度的延期可能会导致成本增加，为了赶进度而加班赶工可能会导致项目质量下降；项目质量标准高，可能需要投入更多成本，甚至导致进度延后。HIS 项目范围与成本管理的关键是做好需求管理，进度管理前面已经有提到，而质量管理与客户满意度直接关联，客户满意的项目才能称得上高质量的项目。

需求把控能力是项目经理的必备能力，既要最大程度满足用户需求，又要保证项目进度、成本、质量。项目经理始终要有需求把控意识，不停给用户灌输先保证上线，熟练使用系统后再提出优化意见的思想，优先争取信息科主任的支持，由信息科主任给一线用户灌输该思想的效果远比公司的人去做好。

做好需求把控，我们要优先争取信息科及医务科、质控科等管理部门的支持，面对技术力量较强的信息科专员，乙方要做到不卑不亢，既要认真倾听，了解对方需求，也要坚持原则把控需求，要多沟通。与医务科、质控科等管理部门沟通需求时，尽量代入临床的场景，挖掘出真正的需求。了解临床应用场景，有利于我们理解需求的背景，进而找出更优的需求解决方案。临床一线用户对我们的认可实际上是在一次次的需求沟通碰撞及一次次的问题解决过程中产生的。对于不合理需求，只要我们对用户做好分析解释，就算我们拒绝需求，用户也是能理解的，一次不理解，多次之后就会理解了。

需求把控基于项目经理对于业务的熟悉程度，对业务越精通，越能说服客户。建立医疗信息化专家形象，有利于客户对你产生信任，如能够快速理解客户提出的业务需求，并且快速给出解决方案。医院门诊部魏主任就经常点名要我过去跟他沟通需求，他说我总能找到他提的问题的重点，并且需求处理有进度、有反馈。所以要想成为优秀的项目经理，我们要加强内功修炼，提高自身的沟通能力与需求管理能力。

更换 HIS 难免出现新旧系统对比，我们不拒绝旧系统中好的模式或者功能，这有利于保障客户满意度，但是需要考虑开发成本及项目进度，尽量拒绝重大架构改造需求。系统 bug 都是改出来的，控制了需求等于保证了程序质量，从而保证进度与成本，项目经理可以大方地跟信息科及使用科室信息专员说明这一情况，当然这不是我们逃避质量问题的借口。每次发布新版本，我们都要做好充分的测试与验证，尽量保障程序质量。对于新旧系统的操作模式问题，临床一线用户对于旧系统操作方式比较熟悉，往往不愿意学习新系统，操作模式问题不存在好坏，往往就是习惯问题，建议交由时间去解决，多用就习惯了。当然，偶尔解决几个确实有明显效果的操作性需求，会提升客户的满意度，这个要看需求提出的普遍性与强烈程度，由项目经理与信息科主任把握。在此建议项目经理尽量熟悉旧系统，清楚旧系统的优缺点，做到知己知彼，在讨论是否参照旧系统调整时，给出合理的建议。针对用户想在旧系统实现而未实现的完善性需求或功能，项目经理需要结合进度要求合理安排，尽量说服用户等系统上线后再实现这些需求或功能。

我认为角色互换是 HIS 上线必备的一种工作思维，有助于营造 HIS 公司、医院使用操作人员和信息科三方的融洽关系，有助于提高客户的满意度，也有助于项目经理合理把控需求，保障项目进度。在项目范围、成本与进度、质量出现冲突，或甲、乙双方意见出现冲突时，大家多换位思考，或许冲突能得到解决，因为甲、乙双方的目标是一致的。信息科郭主任就是深刻认识到这一点，所以在 HIS 项目实施过程中，他都极力创造各种机会以促进顺德医院 HIS 项目三方关系融洽。

信息科郭主任曾经多次在会议上强调医院信息化建设项目是甲、乙双方的项目，合同签订那一刻起，我们就在一条船上了。项目需求调研阶段，他就对公司、信息科及临床信息专员在项目中的工作职责进行了大致分工，避免出现有争议的情况。

项目初期，由于 HIS 公司项目组与信息科团队之间处于磨合阶段，团队之间存在不信任情况，这不利于项目开展，信息科郭主任利用周末时间组织大家一起游览顺峰山公园，增加双方在工作之外的沟通与了解，缩短了两个项目团队之间的磨合期。对于参与系统建设的系统使用方代表或职能科室信息专员，他鼓励我们建立联系，互加微信，有问题及时沟通，必要时到现场调研沟通。在因项目事务而加班时，他也会请项目组及使用科室信息专员吃饭，所以我们与医院信息科及医保物价科、收费处、质控科等系统使用部门很快就成为一个战壕的战友。离开顺德医院项目 1 年多，我仍然在医院的各个工作群，其中印象最深刻的是"医保并肩作战"群。

HIS 项目是艰苦的，顺德医院项目组却是幸福的，这得益于信息科郭主任的引导，HIS 公司、医院使用操作人员和信息科三方都能站在对方角度来思考问题。项目进度虽有变更，但属于合理范围，项目成本可控。项目组在项目实施过程中得到了客户的认可与尊重，也获得了公司项目奖金的激励。

第六章　项目周报，问题清单

HIS 项目十分庞杂，需要协调的部门、公司很多，水平再高的项目经理也很难面面俱到，事事清晰。采用项目周报的方法，可以很好地管理项目。周报是对工作任务的完成情况评估和计划安排，而工作任务是将项目整体计划细化到每周来制定的，主要分成两个部分：上周汇报与本周计划。

我院在 HIS 项目启动之后，即开始做项目周报，两年工期总计做了 100 余份项目周报，对 HIS 项目的实施起到了很好的管控效果。周报的范围是从每周一至周日。HIS 项目初期和上线后较长一段时间，HIS 公司和信息科人员基本没有周末假期，每天经常加班到晚上 10 点。每周一上午 11 点，是项目汇报的例会，主管信息的副院长会参加，主要的依据就是项目周报，其中的“需求统计”栏，主要汇总 HIS 各子系统和接口的需求数量，累计已完成并测试通过、已完成但待测试的需求数量。上周汇报，分成每个细项工作任务包，主要对应上上周的计划，并记录完成情况，未完成的要说明原因及已完成的百分比。若原因合理，则纳入下周计划继续执行；若原因不合理，则需要重新对这个工作任务包进行分配，如图 6 – 1 所示。

项目周报

（2020-04-06到2020-04-12）

项目名称	南方医科大学顺德医院HIS项目		项目经理及成员	项目经理：阮斌　其他成员：		
需求统计	需求275个，上线前需完成154个，累计完成并测试通过需求60个，完成待测试需求37个；接口97个，上线前需完成35个，累计完成并测试通过接口12个，完成待测试接口12个，具体见附件《顺德人医接口&需求列表20200412》各个需求完成情况。					
上周汇报	序号	工作任务	是否上周计划	完成情况	是否影响进度	备注
	1	讨论确认费用复核、出院流程；	是	60%		已会议讨论具体流程，下一步待与相关业务科室开会确认，时间待定。
	2	讨论确认检验、检查费用确认，医嘱及费用录入流程。	是	60%		
	3	进一步沟通住院、门诊诊断录入流程。	是	完成		诊断在HIS系统录入，再同步到电子病历
	4	上线前完成需求及接口开发与调试。	是	完成		具体见“上周工作情况”
	5	待定明确实现规则需求的进一步调研。	是	完成		
	6	系统字典收集与核对。	是	30%		第1批次字典待签字确认；计划确认，具体见《字典制作方案_南方医科大学顺德医院HIS项目》
本周计划	序号	工作任务	完成标准			完成计划
	1	上线前完成需求及接口开发与调试。				见“本周工作分解”
	2	系统字典收集与核对。				具体计划见《字典制作方案_南方医科大学顺德医院HIS系统项目》；收费项目字典，先到郑主任处了解问题，周二碰头；字典结构说明惠侨，编码信息科负责
	3	检验、检查费用确认、医嘱及费用录入流程确认；费用复核、出院流程确认。				先约时间，与相关业务科室讨论
	4	了解绩效部门统计需求，确认是否需保留目前学科组统计方案				先由绩效科整理绩效核算规则；后续由HIS系统提供相关数据，标志，在运营库出绩效数据；
	5	体检接口方案沟通				
协调事项	1、需院方给出HIS系统服务器到位计划； 2、需院方协调自助机厂家沟通接口方案；					
客户评价	工作态度	□√满意　□ 一般　□ 不满意		项目进度	□√满意　□ 一般　□ 不满意	
	其他意见	HIS系统服务器已报区局立项，走流程；自助机、微信接口暂时不做。				
	客户确认	客户项目负责人签名：[illegible]　日　期：2020.4.13				

图 6 – 1　项目周报

本周计划，既是上周工作的延续，也是新任务的分配，只取一周可以完成的工作量，有些工作内容若需要超出一周完成的，我们会将任务包再细分，以保证可以量化成一周的工作量或者将其标注为工作量的百分比。每个任务包会分配给具体负责人，信息科和 HIS 公司的工程师各一人。我改变了常规由 HIS 公司汇报的做法，由信息科负责该项工作的员工进行汇报，这样做既增强了信息科员工参与本项目的责任，也让他们在项目中得到锻炼。现在很多医院的信息科员工把自己当成甲方，什么事都指派给乙方去做，把自己当成监工，这样既学不到东西，也养成了颐指气使的坏毛病，公司撤场后还两眼摸黑不能接手。

在每周项目汇报时，我不会批评 HIS 公司的工程师，让信息科员工自省，将他们的表现与每月的绩效工资直接挂钩，这也是我前面章节所讲的，信息科员工要把自己当成乙方，把乙方当成甲方来完成工作任务，把临床科室使用人员当成甲方来主动进行沟通协调。角色互换会让 HIS 项目推进更加顺畅。

将 HIS 项目整体实施计划分成月度计划，并对月度计划进行再分工，按周汇报，即项目周报。原则上我不会太苛求每周完成度，某项工作初期进度较慢可以理解，但一定要在后面赶上，保证在月底前完成，这样才不会被扣掉绩效系数。下一章会专门讲绩效核算方法，在此不再赘述。

每周一下午，我与 HIS 公司项目经理会核对项目周报的内容，一式两份，然后签字确认存档。

项目周报一般记录的是每项工作任务的完成情况，若问题比较复杂，需要专项记录，以便跟踪处理。所以在 HIS 项目实施过程中，需要有一份问题清单或台账。

问题清单，需要详细描述问题的缘由、问题提出人或汇报干系人、存在的难点、解决的途径和方法、拟达到的目的、可利用的资源以及由谁来负责跟进。清单上的问题若涉及院内行政管理和重大业务流程变更，依靠信息科工程师的个人能力已不能解决，需要信息科主任或副主任出面才能解决，甚至还要上升到主管副院长和院长办公会或院党委会才能解决。有些问题是技术层面的，每家 HIS 公司的产品总有一些地方设计不合理，需通过底层架构的改变才能实现；有些问题是临床反映较为强烈的需求，需要单列出来跟踪处理；有些问题是由重要人物提出来的，需要单列出来跟踪处理，并且要及时向重要人物汇报进度。

信息科主任和 HIS 公司项目经理都要学会利用项目周报和问题清单这两个工具。项目周报可以将 HIS 项目牢牢掌握在手中，使你不惧领导审查，让领导认同你的管理能力，增强信任感，获得更大的项目自主权。问题清单可以让你抓住主要矛盾和重要人物关心的关键问题，从而体现自己的专业能力，树立自己的专家权威，更有利于决断 HIS 项目实施过程中复杂的利益冲突。

HIS 公司观点

◆ 关于项目沟通管理 ◆

项目周会与项目周报，属于项目沟通管理的范畴。沟通有以下两个关键部分：①制订沟通管理计划；②采用合适的方式与手段把恰当的信息传递给相关方。

项目沟通管理与项目干系人管理是密切相关的，我在阐述项目干系人管理的要点时提到建立项目例会与汇报机制，信息科郭主任在本章也详细讲述了项目周会、项目周报及问题清单的重要意义。在此建议项目经理坚持写周报，召开项目周会，特别是系统上线准备阶段，需要沟通协调的内容比较多，需要发布共享的项目信息也比较多，周会与周报有利于提高项目成本、进度、质量等信息的通透度，确保关键相关方的知情权。

很多项目经理不理解项目周报的作用，认为写项目周报是在浪费时间，就算公司明文规定，每周需要提交客户签字的周报，也是敷衍应付。后来我跟公司领导讨论这个问题时，只能无奈表示，周报问题或许只有踩过坑之后，项目经理才会重视起来，否则再怎么强调也无济于事，应付式的周报没有任何意义。

定期的汇报机制可以确保项目干系人对项目知情，如果项目遇到突发事件，我们需要及时汇报或请示上级领导，项目经理要对突发事件的影响程度、影响时间及范围有个预判，把握时机向上汇报，不要出现类似服务器宕机半个小时了，客户向公司领导反馈，领导还毫不知情的情况。另外尽量不要越级汇报，除非是你上级的上级直接与你沟通，安排你处理事情。值得特别提醒的是，项目经理千万不要越俎代庖，遇到非本身层面能解决的问题，一定要寻求帮助，该上级出面处理的事就找上级处理。

项目沟通除了会议沟通、邮件沟通、函件沟通等比较正式的沟通外，还有当面沟通、微信沟通等非正式沟通。

邮件沟通往往用于公司内部跨部门协调及项目关键事项汇报，有以下几点需要注意：①邮件标题要简明扼要。②收件人为需要协调的人或汇报对象，抄送人为知情人。③要求协调内容要明确具体及有完成时限。④对于重要邮件，建议发邮件后，再微信或者电话提醒收件人回复邮件。⑤收件人收到邮件后，需要及时回复。

建议尽量少用函件沟通，因为函件沟通可能需要多次往返，这在一定程度上增加了处理时间成本。另外，公司收到函件，往往视为客户对项目组的不满，项目经理往往倍感压力。当然，项目变更等需要甲、乙双方以文件方式进行确认的事务，我们还是采用函件沟通。顺德医院项目由于用户需求发生变化、医疗政策出现变化等，部分项目实施内容发生变更，项目内容变更涉及项目范围与金额，属于重大变更，我们采用函件沟通，最终根据沟通结果，甲、乙双方签订补充协议，完成合同内容变更。

当面沟通与微信沟通是高效快捷的沟通方式。我喜欢当面与科室沟通其需求，要么让用户到信息科，要么我们到用户科室现场。医保物价科郑巍主任、门诊部魏主任、质控科游主任，他们一有什么想法或需求就经常到信息科找我们讨论，希望通过信息系统实现他们的管理要求或提高系统操作便利性等。我跟信息科郭主任也会定期走访临床科室，特别是那种微信群反馈较多而我们难以重现的系统 bug，去到一线科室，通过与使用人员深入沟通，我们常常可以发现系统偶发性的 bug 是如何操作出来的，这提高了我们解决问题的效率。当面沟通的需求，需要进行书面确认，记得每次与质控科游主任沟通完需求后，她都会主动要求我们打印需求申请单，并进行签字确认；就算她有事急着离开，也会让我们先整理需求，之后找她补签字。

微信沟通不仅高效，而且具有防抵赖性。项目经理进场后，要尽快与项目干系人取得联系，在需求调研过程中可以添加项目干系人的微信。对于项目干系人关注的问题，项目经理需要告知完成计划并及时汇报完成进度，主动汇报进度永远比被动汇报好。

顺德医院项目实施期间创建了 20～30 个微信群，有公司内部群、联合项目组群、医生工作群、护士工作群、收费员工作群等各种群。建立群需要注意，只让相关人员入群，需要指定某人在群里回复时，请@相应人员。值得一提的是，系统上线期间，由于系统问题较多，公司项目组需要做好群问题回复安排，及时回复群问题，就算下班时间也需要安排人员值班，回复群问题。HIS 上线初期，不建议把公司高层领导及医院高层领导拉入上百人的工作群，因为群里反馈问题比较多，部分问题可能是重复的，公司高层领导与医院高层领导不了解具体的情况，看到有较多人反馈问题，可能会对项目质量产生担忧，从而给项目组施加压力，进而影响项目组处理问题的节奏，同时增加项目组跟领导解释工作的沟通成本。

正式沟通具有规范性，更准确；非正式沟通具有灵活性，更及时。项目经理需要根据需要选择合适的沟通方式。

第七章　粮草先行，绩效杠杆

绩效关乎每名员工的收入，在信息科做绩效管理需要慎之又慎，所以本章内容并不适用于所有医院，仅供参考借鉴。

信息科的奖金计算方式一般为全院绩效平均奖金乘某个系数，具体到每一名员工，就是在不同层级上系数有所不同，信息科努力工作与否，跟每个月能分配到科室的绩效金额无关，只与医院总绩效金额有关。例如：很多医院在元旦或过年期间更换HIS，但这段时间是医院绩效分配最少的月份，因为患者最少，所以信息科最忙的月份所得的绩效是全年最低的。当然医院也有给予特殊照顾，补发一些加班费或项目奖之类，聊胜于无而已。

绩效是一把双刃剑，下列情况不建议使用：

（1）信息科主任水平不够、能力不强、不能服众，不建议使用。

（2）信息科员工少于15人，不建议使用。

（3）三级以下医院，不建议使用。

（4）绩效工资太少，不建议使用。

（5）信息科员工都不愿改变，不建议使用。

原因很简单，若人少钱少活多，分配没有太大差距，则绩效容易破坏现有安定团结的局面，引发不必要的矛盾，最好的方式是不对医院给出的绩效工资进行二次分配，但可以给每名员工分配负责的工作内容，包干到人。例如：可以将楼宇分配给终端维修工程师，可以将系统分配给软件工程师。当然最好设置互为AB角，以免另一人休假时找不到人顶替。

我在制订信息科绩效分配方案时，思考观察了约一年时间，多次召集科室核心小组成员讨论绩效方案。当时信息科在职员工20人，主任1名，副主任2名，外聘专家1名，不占科室绩效，每月可分配绩效工资平均在一万元左右。正值医院信息化全面推倒重建时期，项目多、任务重，急需通过绩效杠杆来激发员工的积极性。在设置KPI（关键绩效指标）时，我们一开始意见不统一，总想将其设计完美，照顾到各个方面，但认真讨论后又觉得执行起来很困难，且管理的成本较大，花费时间较多。后来我提出当前绩效只解决当前科室面临的问题，宜简不宜繁，最好只定三个指标。当前科室面临最大的问题就是项目多，没有人愿意做，做多错多、多做也没多钱，所以我们就以信息化项目为主题，设定了三个 KPI：项目阶段系数、项目难度系数、计划完成度系数。以下是我们信息科正在执行的绩效分配方案：

信息科核心小组成员经过几轮商定，先把科室 16 名员工划分为三个技术层次，分别为终端运维组系数 1.2、软件运维组系数 1.3、软件开发组系数 1.4。三个技术层次之间的分配系数差距不大，但占总绩效的权重较大。降低学历、职称和工作年限的综合系数，设 0.05、0.1、0.15 三个档次。以上系数在没有工作量加入的情况下，科室每名员工实际差距并不是很大。工作量核定，我们只采用了唯一一个指标：信息化项目。即承担信息化项目的员工，才可以分配到对应的工作量绩效，没有做项目的员工，只能按分配系数拿基本绩效，以此来鼓励科室员工勇于承担项目。

信息化项目有大有小，周期有长有短，实施有易有难，所以我们将项目系数细分为三个维度，即项目阶段系数、项目难度系数、计划完成度系数。

项目阶段系数分为准备阶段系数、实施阶段系数、上线阶段系数、收尾阶段系数。其中准备阶段和收尾阶段，因为工作相对较易，一般分配系数为 0.1。上线阶段最为困难，但周期较短，只给某一个月最高系数 0.3。实施阶段较长，每个月工作量有大有小，所以系数定为 0.2，也可以根据情况调整为 0.15 或 0.25 不等。

项目难度系数：此部分最难评判，由核心小组根据技术当量综合评定，系数从 0.05 至 0.5，先分项目子系统本身的难度，再分月份工作内容的难度。例如：门诊 HIS 和住院 HIS 的基本系数是 0.4；PACS、LIS、人力资源系统的基本系数是 0.3；心电系统、病理系统是 0.2；院前急救、卒中系统、等保测评、血糖管理系统等是 0.1。难度系数并非一成不变，不同月份根据工作计划内容，可适当调整。

计划完成度系数：此部分相对客观，也是信息科推动本次绩效改革最大的助力。我们搭建了一套项目管理工具——WSS 白鲨（见图 7 - 1），为每一个项目建立过程文档，以承接本项目的员工为项目经理，与乙方公司项目经理和使用科室负责人，三方共同制订项目总体实施计划和每月工作内容计划。此计划必须是切实可行的，根据完成度来进行系数打分。系数从 0 至 0.5，其中，0 为完全没有完成，0.5 为 100% 完成。

为保证项目绩效能够顺利执行，信息科每周固定召开项目汇报会，每一位负责项目的同事逐个汇报本月计划的完成情况、上周工作内容完成情况、本周工作计划、存在的问题难点和需要的外部支持等内容。而这些工作内容都必须在 WSS 白鲨项目管理系统上记录。例如：将多部门沟通协调会记录、会议照片、会议签字、重点讨论和解决方案等内容扫描成 PDF 电子版，上传到 WSS 白鲨系统。对于积极推进项目的同事，由于其他外部原因导致进度延误的，即使完成度没有达到 100%，我们也会给 0.5 的系数，并允许三方再次协商，每月可以调整一次工作计划。

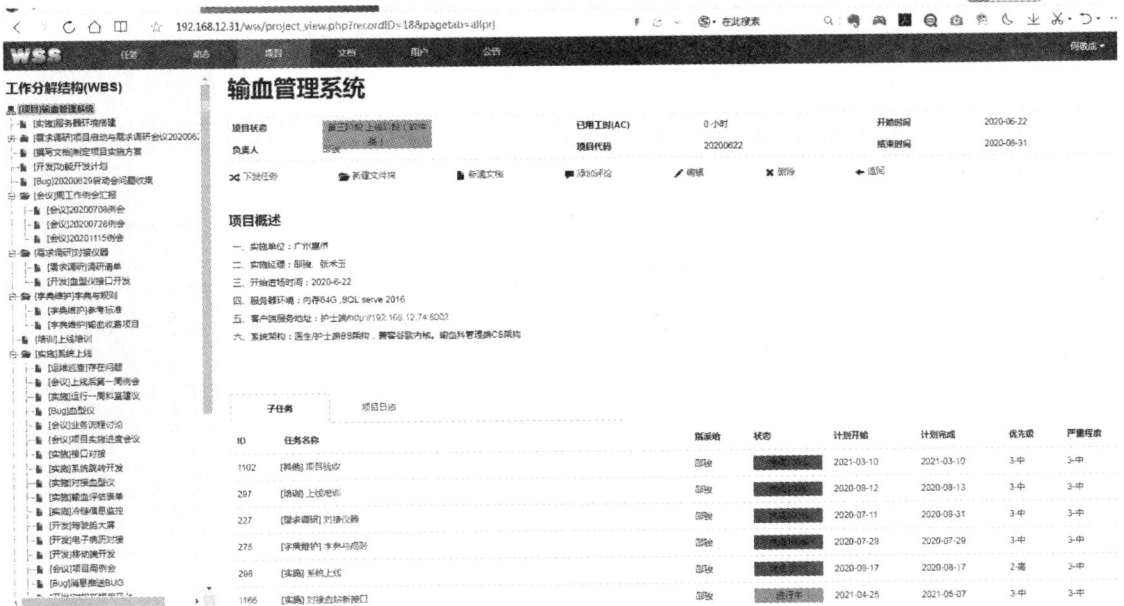

图 7 - 1 项目管理工具——WSS 白鲨

核算工作量的算法为（承担多个项目，活动系数累加）：

总项目活动系数 = $\sum$（项目阶段系数 + 项目难度系数）× 计划完成度系数。

例如：员工邵××在 2021 年 3 月总共负责 4 个项目：输血系统、院前急救、卒中系统、腾讯觅影（见表 7 - 1）。总项目活动系数计算如下：

$$(0.25 + 0.1) \times 0.4 + (0.3 + 0.1) \times 0.4 + (0.1 + 0.1) \times 0.5 + (0.25 + 0.1) \times 0.5$$
$$= 0.14 + 0.16 + 0.1 + 0.175$$
$$= 0.575$$

表 7 - 1 信息化项目绩效分配考核表

考核月份：2021 年 3 月

项目名称	负责人	项目阶段系数	项目难度系数	计划完成度系数	项目活动系数	考核月阶段
HIS 门诊	卢××	0.30	0.30	0.50	0.30	上线阶段
LIS	梁××	0.20	0.30	0.40	0.20	实施阶段
输血系统	邵××	0.25	0.10	0.40	0.14	上线阶段
院前急救	邵××	0.30	0.10	0.40	0.16	实施阶段
卒中系统	邵××	0.10	0.10	0.50	0.10	实施阶段
人事系统	李××	0.20	0.30	0.10	0.05	实施阶段
静脉配置	曾××	0.25	0.10	0.40	0.14	上线阶段
血透管理系统	曾××	0.20	0.20	0.10	0.04	实施阶段
医技预约系统	罗××	0.25	0.20	0.40	0.18	上线阶段
腾讯觅影	邵××	0.25	0.10	0.50	0.175	实施阶段
……						

例如：信息科 2021 年 3 月总分配的绩效奖金计算，如表 7 - 2 所示。

参与绩效分配的员工共 16 名，科室绩效总额为：175143.00 元。

其中，员工邵××的绩效工资计算如下：

个人绩效总系数 = 年限系数 + 职称系数 + 技术档次 + 活动系数

$$= 0.05 + 0.1 + 1.3 + 0.575$$

$$= 2.025$$

$$个人绩效工资 = \frac{个人绩效总系数}{总绩效系数} \times 科室绩效总额$$

$$= \frac{2.025}{26.443} \times 175143.00$$

$$= 13412.42 \ 元$$

表 7 - 2　信息科每月绩效分配核算表

考核月份：2021 年 3 月

工号	姓名	总系数	年限系数	职称系数	技术档次	活动系数	当月金额
4 - 214	卢××	2.000	0.15	0.15	1.4	0.300	13246.83
A - 426	刘××	1.870	0.10	0.10	1.4	0.270	12385.79
0 - 064	陈××	1.750	0.15	0.15	1.3	0.150	11590.98
4 - 215	罗××	1.901	0.15	0.15	1.4	0.201	12591.11
0 - 075	梁××	1.898	0.15	0.10	1.4	0.248	12571.24
0 - 071	林××	1.600	0.15	0.15	1.3	0.000	10597.47
4 - 229	马××	1.665	0.10	0.10	1.3	0.165	11027.99
A - 243	曾××	1.669	0.15	0.00	1.3	0.219	11054.48
4 - 242	符××	1.843	0.10	0.10	1.4	0.243	12206.96
4 - 245	何××	1.350	0.05	0.10	1.2	0.000	8941.61
A - 106	陈××	1.350	0.15	0.00	1.2	0.000	8941.61
A - 325	麦××	1.350	0.15	0.00	1.2	0.000	8941.61
A - 482	杨××	1.300	0.10	0.00	1.2	0.000	8610.44
4 - 217	李××	1.622	0.15	0.10	1.3	0.072	10743.18
4 - 251	潘××	1.250	0.05	0.00	1.2	0.000	8279.27
4 - 252	邵××	2.025	0.05	0.10	1.3	0.575	13412.42
		26.443					175143.00

由以上绩效分配方案可以看出，邵××在 3 月的绩效工资最高，即使工作年限最短、职称中级和技术档次中级，但是因为他承担的信息化项目最多，其工资超过了科室技术水平最高、工作年限最长的员工，达到了我们预设的多劳多得、优劳多得的原则。

　　部分活动系数为 0 的员工是由于没有承担信息化项目任务，仅负责日常运维工作。邵××的绩效工资与同技术档次（1.3）绩效工资最低的林××（10597.47 元）相差2814.95 元；与同科室绩效工资最低的潘××（8279.27 元）相差 5133.15 元。既拉开了差距，又在可接受范围之内。

　　自 2020 年 10 月开始试运行本绩效管理方法后，负责项目实施的员工，其绩效工资与传统的按照资历分配绩效的方式相比有明显提升。从测算数据上，新绩效管理方式符合预期效果，即实现多劳多得、优劳多得；项目实施质量好和任务完成程度高的项目取得的绩效高。

　　为提高技术开发员工的积极性，我们另外又设定了几个辅助 KPI，以鼓励有能力员工主动做事，即便当前没有合适的项目，也可以开发相应的接口程序和科室使用的报表。原来这些工作因为没有绩效，大都推给乙方公司来做，而乙方公司因为不太了解医院业务，导致接口程序经常出错，报表算法也不准确。我们设定：参与调试接口 5 个以上，系数加0.1（自主开发另外加 0.05）；参与数据统计类项目 5 个以上，系数加 0.1；参与紧急任务（发布到提交 2 天内完成的），系数加 0.05；数据统计项目涉及系统改造的，系数加 0.05，等等。

　　项目绩效方案试运行三个月后，科室氛围大为转变，年轻人肯干活的，收入明显上去了。原来技术水平高的几名程序员，为保住自己的地位和面子，主动承担更多项目任务和接口、报表开发工作。这也是我们的正确导向——做项目最终收获的不仅是金钱，还有技术水平、沟通协调能力和同事们认可度的提升。部分员工由原来的不理解、不参与，到现在主动参与，积极要求承担项目任务，信息科员工的整体职业素质在提升，这才是最重要的。

　　本方案主要以软件类建设项目为考核指标；涉及硬件网络和安全建设的项目，不常有，主要由乙方公司实施，院方工程师参与的项目难度和工作量都不大；其他工作如终端运维、安全管理和文档仓管按日常绩效发放，项目绩效工资基本为零。本方案在实施过程中，虽然鼓励非技术类员工参与项目实施，但限于技术水平不足，也较难完成项目任务。目前，我们正在考虑增加一些 KPI 来丰富绩效考核内容。

▐ HIS 公司观点 1

◈ 项目环境，用心营造 ◈

　　完成 HIS 项目上线攻坚战跟行军打仗一样，兵马未动，粮草先行，我理解为在公司层面要营造一个良好的软、硬件实施环境，确保项目团队发挥最大潜能。实施环境包括办公环境、食宿环境等硬件环境，以及客情关系、内部关系、团队绩效、团队成长等软环境。

项目经理在项目现场既是管家,又是老师,既要照顾好项目组成员的衣食住行,也要考虑项目组成员的学习成长,让项目组成员工作、生活两不误。

在项目正式进场前,我们会做一个实施环境的调研,包含办公环境、客户端电脑、网络环境、服务器、医院项目组等准备情况,如果实施条件不满足,公司一般会正式告知院方,直到实施条件满足才进场实施。办公室最好是专为项目组提供,办公座椅最好提供带靠背的,因为我们的开发与实施工程师经常在办公室一坐就是一整天,没有靠背的椅子会让人坐得腰酸背痛。当然有些医院本来办公室就紧张,也无额外预算给第三方公司人员采购靠椅,那只能与其他人员共用办公室,但靠椅还是尽量让院方想办法解决,我们提倡艰苦奋斗,但能争取的,项目经理就要去争取,不然苦的就是一起奋斗的兄弟姐妹。

曾经有个项目,办公室暂时没有靠椅,公司销售经理看到这个情况后,找医院领导协调解决,但院方确实无法提供,最后他自掏腰包给项目组采购,项目组成员得知后感觉心里暖暖的。

住宿环境同样重要,项目经理如果比较忙,可以安排细心的同事帮忙找宿舍,一般住宿费用是纳入项目成本的,项目经理需要做好成本与住宿舒适度的平衡。宿舍不宜太远,走路15分钟内到达最佳,每间房住宿人员不宜太多,否则显得拥挤,总之让同事们工作之余能够得到很好的休息。现在的年轻人都喜欢晚睡,尽量要求大家每天早点休息,以免影响第二天工作,另外,需要注意保持宿舍卫生整洁,可安排卫生轮值。有些福利好的医院,可以提供职工宿舍,这既节省成本,又方便上下班。

良好的客户关系需要销售及公司高层领导协助维护。销售与公司高层领导是最早接触客户的,对客情最了解。项目进场之前一般由销售带领项目经理拜访信息科、医院领导及关键职能科室主任,介绍双方认识,条件允许的,大家一起吃顿饭。销售最好能在与客户第一次见面时就向其介绍项目经理的工作经历、项目经验,让客户对项目经理有个好的印象。

当然,客户关系的维护并不是见一次面、吃一顿饭就能搞好的,需要长期经营,关键是要能解决客户问题,多与客户沟通,让客户感受到被重视与被尊重。在顺德医院,信息科郭主任经常请我们吃饭,如在医院饭堂吃小火锅,有时也会叫上几个职能科室主任或组长,边吃边聊。在聊天过程中,用户会给项目组提出很好的建议,在了解我们的解决方案后,也会更有耐心等待我们处理解决。顺德医院医务科、护理部、质控科等部门对信息科的工作都很支持,信息科郭主任作为甲方项目经理,处理客户关系这一点是非常值得我们学习的。

最近几年,由于医疗反腐,大家对于甲、乙双方一起吃饭喝酒都有一定的忌惮,有些不怀好意的人会拿这个做文章,项目经理一定要站在保护甲方的角度,酌情处理,不要让吃饭喝酒成为一种负担。

团队内部关系、团队绩效及团队成长等团队内部管理工作主要由项目经理及各个小组长完成,有关团队管理的分享将在本章 HIS 公司观点 2 进行详细讲解。

HIS 公司观点 2

◈ 团队管理，在于表率 ◈

关于项目团队管理的专业知识，大家同样可以在第七版 PMBOK 指南上学到。在项目实施管理实战过程中，我对于团队管理有另外一些理解，总结为：以身作则、知人善任、监督指导、劳逸结合、真诚关爱、团队协作、赏罚分明，其中，很关键的一点是以身作则。

以身作则，古人云"兵熊熊一个，将熊熊一窝"，团队作风与士气是很容易相互感染的，作为团队的带头人，一定要做好表率作用。在项目期间，我一直是第一个到达信息科办公室的，如果遇到困难，也会第一个冲在前面。除了工作，我也会带头活跃办公室工作气氛，与整天埋头苦干的同事们开开玩笑。一个团队带头人的工作作风是会影响到整个团队的，你是积极向上的，你的团队就是积极向上的，反之，你的团队就缺乏战斗力。

知人善任，这在阐述项目干系人管理时已经做过讲解，在此不再重述。

监督指导，是指项目经理在安排任务时，可以视任务的紧急程度、重要程度适当安排具有一定挑战性的任务给新人。安排任务时，项目经理需与之沟通完成任务的方法以及检验标准，让责任人清楚如何完成，知道如何验证。在执行任务过程中，项目经理需要进行必要的检查，以便发现问题可以随时指正。

劳逸结合，是为了让项目组成员能充分地休息，保障身体健康，需要打硬仗的时候不至于病倒。HIS 项目上线很难避免加班赶工，面对这种无法避免的情况，项目经理要做的是合理做好人员轮值。记得顺德医院急诊科 HIS 上线前期，医院要求晚上安排工程师在急诊科值班，我当时就做了急诊科排班表，安排年轻的工程师值晚班，值班人员第二天可以休息。系统上线一周后，我们改为微信群值班，值班人员可以回宿舍休息，遇到问题再远程处理。系统上线稳定后，我们就改为由信息科值班人员值班，遇到解决不了的问题，再联系我们工程师处理。我们需要跟值班人员沟通值班事宜，获得大家的同意再做安排，虽然大家都不想值班，但是我们都清楚 HIS 上线避免不了遇到这种情况，因此，只要安排合理，大家还是能接受的。工作没有那么忙的时候，我会跟大家一起跑步、打羽毛球或篮球，偶尔也会满足年轻人的愿望，去唱 K；项目取得关键进展的时候，我会安排大家去饭店吃个大餐或者自己买菜在宿舍给大家做饭。

真诚关爱，HIS 项目要求工程师们驻点医院，大家来自五湖四海，为了共同的目标聚在一起，有些同事甚至入职后就被直接安排到项目现场。项目组就像一家人，项目经理要像家长一样，关心每名成员的工作、生活及学习成长。很多关怀都是体现在细节上的，我会尽量跟项目组成员一起去饭堂吃饭，在聊天过程中了解大家的兴趣爱好、家乡、口味偏好等；平时会观察项目组成员工作是否顺心、情绪是否稳定，遇到问题与之沟通，了解情况后给出一些建议与意见；遇到同事生日，大家聚餐庆祝；遇到节假日，尽量安排离家远的同事先离场回家。

值得一提的是，每名员工都希望年年加薪，对于项目组成员的调薪，公司往往给项目经理较大比重的建议权。项目经理在平时工作中要尽量指出项目组成员的不足之处，协助其改正，提高其工作能力，也会更好地服务于项目。必要的时候多开展培训活动，可以请外部专家培训，也可以内部相互培训，顺德医院信息科的会议室有投影仪，只要没有会议，我们可以随时使用。项目初期，我们就请信息科的谭艺强老前辈给我们培训"医院信息化技能"及"SQL 高阶应用"。项目上线后，我们时间相对充裕，就组织项目组内部培训，每名项目组成员轮流当老师，给大家讲其熟悉的内容，主要是 HIS 各个模块的功能及日常运维技能。需要注意的是，培训不要流于形式，要缺什么补什么，不要浪费大家的时间，要因材施教，适合做项目经理的，重点培养项目管理技巧；适合做开发的，重点培养开发知识等。

团队协作，强调团队集体荣誉感，项目成功则整个团队都脸上有光。我经常跟大家说，把项目做好了，客户满意度高了，以后不管你在哪家公司，你都可以自豪地跟别人说："我参与过某某 HIS 项目。"客户也会在他的圈子里面称赞你。实际上，医疗信息化这个圈子很小，认真对待自己所在的项目，既是对医信人这份职业的尊重，也是为了树立自身职业生涯良好的口碑。此外，项目经理做任务分配时尽量合理均衡，避免人员工作量不均衡，鼓励同事之间相互扶持。

赏罚分明，要求项目经理做到公平公正，赏罚制度要事先告知项目组成员，赏罚都要让大家信服。公司执行过一段时间的项目激励制度，项目经理具有奖金分配权，如果项目成本、进度符合预期，且项目没有被客户投诉，那么项目完成后，项目组成员基本上可以获得自身 1~2 个月工资水平的奖金。项目前期，项目经理就要告知项目组成员，项目奖金是根据个人对项目的贡献程度分配的，体现多劳多得。如何体现多劳，项目经理可以根据修改的需求数量、日常处理的事务情况、加班工时等大致估算，提前告知大家估算途径，虽然无法精准计算，但是大家基本不会有太大意见。惩罚规则同样需要提前告知项目组成员，不能根据项目经理个人喜好惩罚员工，当然，项目经理尽量少惩罚多鼓励。

公司有公司文化，项目组也会形成项目文化，项目经理要积极营造团结一致、积极向上、吃苦耐劳、坚韧不拔、学习进取的项目文化。项目团队是一个临时性组织，项目结束后，项目团队就随之解散。虽然项目团队解散了，但项目文化会一直延续下去，团队中产生的新项目经理会将项目文化发扬光大。

由于项目实施进展顺利，客户满意度高，顺德医院项目组在 2021 年度被评为公司卓越价值团队，这一荣耀证明顺德医院项目团队是成功的团队，HIS 上线过程所有的艰辛都是值得的。

第八章　时间节点，学会倒算

几乎所有的 HIS 项目都会超出合同约定的工期，这在业内算是习以为常之事，但如果规划得好，怎么做不到按期完工呢？现在医院审计也开始关注项目的工期时限、付款时限，对信息科开始追责，我们要学会合理规划，定好几个关键时间节点，作为里程碑事件。

现在医院更换 HIS，主要有如下原因：原来的系统太旧，不能满足国家电子病历测评、互联互通评级、智慧医院评级、等级医院评审的要求；原 HIS 公司倒闭、服务不好、卡脖子；医院不想再支付旧 HIS 公司维保费用；信息科运维 HIS 源码力不从心；医院领导具有超前思维，需要在信息化建设方面有高起点，必须换掉旧架构的 HIS，等等。

医院 HIS 项目在规划阶段都会有一些重要的时间节点，例如：新院区开业、新大楼搬迁、三级医院评审、国家医保平台切换、医院特定的某些特殊日子、需要 HIS 完成上线或验收等。时间节点的设置，其实在计划更换 HIS 的阶段已经产生，后面立项、招标、上线、验收都在整体计划之内。

由某几个特定的很难变更的时间节点，来倒算项目需要匹配的资源，在一定的时间长度下增加人员、增加设备、外采服务、提前准备都是常规的做法。在此基础上，一定还要预留时间，因为项目实施过程计划得再好也会出现各种耽误工期的状况。

例如：广东省佛山市医保局定于 2021 年 5 月 20 日上午 8 点全面上线使用门诊新医保系统。这是不以医院意志而改变的时间节点，在此之前全市每家医保定点医院必须完成门诊 HIS 的接口测试验收。我院正值新 HIS 上线阶段，不可能再花钱让旧 HIS 公司做接口，只能让新 HIS 公司做两遍接口。新门诊系统仅在第二门诊部（简称"二门诊"）试运行，总院门诊量受疫情影响，每天仍有 6000 人次，必须预留新门诊系统切换带来的阵痛期，我们把这个阵痛期定为 2 个月左右，即新门诊系统切换需要约 2 个月的稳定期，才可以切换新医保系统。经过缜密研判，考虑到春节后很多工程师还不能立即返院驻场，最终我们将总院门诊新 HIS 切换时间定于 3 月 25 日。这个重要上线时间节点确定后，为了保证总院门诊就医秩序不乱，我们又确定了一个小的时间节点，在 3 月 18 日先行切换急诊科、急诊药房和注射室系统，而我院的急诊预检分诊系统采用的是广东轩辕网络科技股份有限公司的产品，这个接口必须先行完成，才能打通急诊患者的信息通路，按当年元宵节（2 月 26 日）正式进入工作状态后只有 20 天的时间，我们要求公司必须在 3 月 15 日前完成接口方案确认和研发工作，用 3 天时间联调，以保证流程通畅、患者基本信息和费用不出错。3 月 18 日晚上 10 点我们开始进行系统切换，但现实比较痛苦，因为急诊科的患者一直连续不断，医生对新 HIS 操作不熟悉，一直到凌晨 2 点都没有完全切换成功，还发现了一些需要处理的问题，又回退到旧 HIS，第二天晚上继续干，医生的配合度有些下降，抱怨声也比较大。因为急诊科先行切换对总院顺利切换有重要意义，所以我找急诊科主任帮忙，让他去做医生工作，终于在 20 日（星期六）才切换掉旧门诊 HIS，后面有一章会详述这个过程。

学会倒算，是要明白自己还有多少时间，白天不够晚上补，几天不睡觉也要把活儿干完；要明白自己可以支配多少资源，可以向别人申请多少资源，合作的伙伴靠不靠谱，有没有遗留问题需要后期解决，哪些是必须要做的，有没有合适和足够的人力、时间完成，哪些工作是可以延后处理的，哪些是紧前工作、紧后工作、并行工作、提前工作。可以借助项目管理工具与技术，如进度网络分析、三点估算方法，计算出最可能时间、最乐观时间、最悲观时间。在此不详述使用技术工具的案例。

几乎所有的 HIS 项目，都像不可能完成的任务。每家 HIS 公司可以调配的资源并不多，每家医院的信息科也没有足够的人力长时间维护新旧两套 HIS。HIS 上线，就是一场生死的肉搏战，手中可打的牌不多，要学会精打细算，养兵千日用兵一时。要善于抓住关键时间节点，解决流程上的主要问题，其他旁枝末节最好留待上线稳定之后再慢慢收拾。

HIS 公司观点

◆ 自顶而下，制订计划 ◆

本书第四章详细介绍了项目进度的管理，项目进度管理的第一步是制订项目进度计划，即项目实施计划。对于有过多个项目实施管理经验的项目经理来说，制订项目实施计划不是很困难的事，只要参考以往项目的经验，再结合本章提到的注意事项，相信都能制订出合理的实施计划。

HIS 项目计划的制订一般是自顶而下，逐步分解的过程，先制订总体计划，确定里程碑节点，再对总体计划进行分解，明确每个工作任务的计划完成时间。项目里程碑节点首先要符合甲方合同及公司领导要求，其次再结合公司以往项目经验，比如按照以往经验，一家大型三甲医院 HIS 上线准备工作可能需要 4~6 个月，但是由于甲方需要在新大楼启用前完成上线，而距离新大楼启用只有 3 个月时间，那该项目的上线准备时间就只能定 3 个月，上线里程碑节点就不能超过 3 个月。

下面我对顺德医院 HIS 项目实施计划的制订过程进行详细介绍，让初次承接项目的准项目经理有个参考，让其不至于在项目来临的时候不知所措。

项目实施计划的制订有三个步骤：①制订项目总体计划，②制订里程碑计划，③制订详细工作计划。第一步输出《项目实施方案》，第二步输出《项目实施计划》，第三步输出《工作任务分解表》，前面两步需要输出纸质文档，由甲、乙双方签字确认，第三步可以输出电子文档，供公司内部管理用，任务状态需要及时更新，必要时可以发给信息科负责跟进的工程师，让其了解进度。

项目内部启动会是一个里程碑节点，召开完项目内部启动会，项目经理结合合同工期要求及甲、乙双方领导的期望，可以明确项目上线及验收里程碑节点，进而制订项目实施计划初稿。项目实施计划一般包含项目范围、项目实施流程、项目管理规范、项目总体计划、项目组织架构等内容。项目总体计划可分子系统，写明各个子系统启动、上线、验收三个里程碑节点即可，见图 8-1。

项目总体计划

HIS 子项目建设（2020 年 2 月—2022 年 2 月）：

序号	子项目名称	启动计划	上线计划	验收计划	备注
1	HIS 子项目	2020 年 2 月	2020 年 5 月	2022 年 2 月	详见子项目实施计划

集成平台、CDR 子项目建设（2020 年 12 月—2022 年 2 月）：

序号	子项目名称	启动计划	上线计划	验收计划	备注
1	集成平台、CDR 子项目	2020 年 12 月	2021 年 6 月	2022 年 2 月	详见子项目实施计划

技术服务（2020 年 7 月—2023 年 7 月）：

序号	子项目名称	启动计划	备注
1	提供互联互通标准技术服务	2021 年 1 月	对标解读"国家医疗健康信息医院信息互联互通标准化成熟度测评"方案，提供三级、四乙、四甲标准，所包含的信息化建设方案、内容、实现方式、达标要求帮助医院进行自检、专家现场预评（每年两次，含专家所有费用）、申报等相关工作
2	提供电子病历标准技术服务	2020 年 7 月	对标解读《电子病历系统应用水平分级评价管理办法（试行）及评价标准（试行）》，提供 4 级、5 级、6 级标准，所包含的信息化建设方案、内容、实现方式、达标要求帮助医院进行自检、专家现场预评（每年两次，含专家所有费用）、申报等相关工作
3	提供医院智慧服务分级技术服务	2021 年 8 月	对标解读《医院智慧服务分级评估标准体系（试行）》，提供 1 级、2 级、3 级标准，所包含的信息化建设方案、内容、实现方式、达标要求帮助医院进行自检、专家现场预评（每年两次，含专家所有费用）、申报等相关工作

图 8-1 项目总体计划

项目总体计划中的时间节点可详细到月份,顺德医院项目合同要求 HIS 于 2020 年 5 月 1 日上线,项目整体工期 2 年,因此项目总体计划中 HIS 上线计划是 5 月,验收计划是 2022 年 2 月。

HIS 项目实施工作一般分为环境调研、环境搭建、需求调研、字典配置、报表开发、二次开发、培训考核、联调测试、系统上线、系统验收几大部分,其中有部分工作存在依赖关系,存在依赖关系的工作任务需要完成前置任务后才能开展当前任务;不存在依赖关系的任务可以并行,如字典配置、报表开发与二次开发三者可以并行执行。

项目实施计划中项目上线、项目验收时间必须与项目实施计划中的项目总体计划一致,其他里程碑节点可以结合公司或者行业中同等规模项目进行制定,HIS 项目各个里程碑事件的详细工作任务、依赖关系及中等规模三甲医院各任务所需时间可以参考表 8-1。

表 8-1　里程碑事件安排计划

序号	里程碑事件	任务内容	前置任务	计划时间
1	环境调研	项目实施环境调研,如办公环境、系统环境		1 天
2	环境搭建	测试环境搭建与测试	1	2~5 天
3	需求调研	①问卷调研;②系统演示,系统流程调研;③系统字典、系统表单、个性化需求调研;④系统接口调研	1	2~4 周
4	字典配置	①收集整理基础字典;②字典验收确认	3	3~4 周
5	报表开发	调整系统打印单据及报表	3	3~4 周
6	二次开发	个性需求及第三方接口改造、测试、联调	3	6~10 周
7	培训考核	系统培训及考核	4、5、6	2~4 周
8	联调测试	编写预演方案,进行系统整体联调测试	4、5、6	2 周
9	系统上线	编写上线切换方案,完成系统上线切换、上线维稳	8	1~3 个月
10	系统验收	整理验收材料,进行项目验收	9	具体看合同工期要求,一般整体上线后 1 个月即可进行验收

项目实施计划除了明确各个里程碑事件的计划时间外,还需要明确各个里程碑节点的项目成果,比如,需求调研输出《需求调研报告》,字典配置输出《项目字典确认表》,系统上线输出《上线报告》,系统验收输出《验收报告》,等等。

　　项目实施计划明确了 HIS 项目各个关键里程碑的完成时间，为了便于任务分配与项目进度跟进管理，项目经理还需要将实施计划分解为颗粒度更小的工作任务明细。对 HIS 系统项目来说，上线是一个关键里程碑，上线前的准备工作是重中之重，上线准备工作量较大的是需求调研、字典配置、报表开发、二次开发及培训考核。这四部分工作也是项目风险较大的阶段，需要重点监控，因此，需要制订需求调研方案、字典配置方案、报表开发子计划、二次开发子计划及培训考核方案，明确各项工作的开始时间、结束时间、负责人等信息。

　　需求调研方案包含调研目的、调研内容、调研方法及调研总体安排。调研总体安排的开始时间与完成时间需要与项目实施计划相符。

　　字典配置方案需要列出公司 HIS 运行需配置的所有基础字典，明确每个字典的制作开始时间、完成时间、公司负责人、信息科负责人等信息。

　　培训考核方案包含培训考核方式、培训考核总体安排。培训考核总体安排需要包含每一节培训课的培训内容、参加科室、开始时间、结束时间。培训考核工作涉及参加科室人员的上班时间调整，一般培训计划是在培训开始前一周制订的。

　　需求调研方案、字典配置方案、培训考核方案都是需要客户参与完成的，相应的计划需要与客户沟通确认，确认好后双方进行签字留档。

　　报表开发子计划、二次开发子计划主要用于公司项目组内部对工作任务进行跟进管理，因此一般做成 Excel 表，并共享文档，供项目组成员查看，还需根据完成情况调整完成状态。报表开发子计划包含需求调研阶段确认的 HIS 运行涉及的所有报表，具体内容为报表名称、所属子系统、负责人、完成计划、完成状态等信息；二次开发子计划包含所有需求调研阶段确认的个性化需求及系统接口，具体内容为序号、所属子系统、问题描述、提出科室、开发负责人、测试负责人、计划完成时间、未完成状态等信息。

　　项目实施计划是各项子任务计划的制作基准，所有子任务的计划开始时间与计划完成时间都需要与项目实施计划相符。项目实施计划的制订是一个甲、乙双方沟通协商的过程，乙方项目经理先按照以上方法制订好项目实施计划，再与信息科及其他涉及科室沟通确认，甲、乙双方确认后，计划生效，双方按照计划约定完成各自工作任务。

第九章　需求分级，紧快赶慢

需求是 HIS 项目最大的"焦油坑"。2010 年，我读了一本好书——阿朱著的《走出软件作坊》，至今仍受益匪浅。在人类史前时代，没有别的场景比巨兽在焦油坑中垂死挣扎的场面更令人震撼。恐龙、猛犸象、剑齿虎等猛兽在焦油坑中挣扎，挣扎得越猛烈，焦油纠缠得越紧，它们渐渐没有足够的力量或足够的技巧去挣脱束缚，到最后都沉到了坑底。红军在过草地时，不小心陷入泥沼，若旁边没有战友，或没有足够长且结实的工具协助，最终下场是慢慢陷入沼泽地并失去生命。人类区别于动物，在于他们会使用工具和传承知识。

需求分级管理，是一名合格的项目经理重要的任务之一。需求分级有两个层面：一是需求管理层面；二是需求紧急重要程度判定层面。

一、需求管理层面

HIS 实施期间，需求"满天飞"，若没有规范的收集、跟踪、处理流程，信息科与 HIS 公司都将陷入需求的"焦油坑"。需求产生有一定规律可循，一般有以下几个阶段：

1. 进场阶段的怀旧性需求

此阶段因为对新 HIS 还不太了解，需求不多，矛盾还未出现，主要想把旧 HIS 一些好的功能移植过来。再烂的旧 HIS 总有几处可借鉴的好功能，特别是一些实用的小工具，一线人员已使用习惯。这些怀旧性需求会最早被提出来让新 HIS 公司修改；还有一些是流程上的习惯、各类外部系统接口等，都是新 HIS 进场要全盘接收的需求。

2. 培训阶段的易用性需求

如果培训之前，能够改出一版怀旧性需求，再换成自己医院的数据环境，那么培训的效果一定比拿其他医院的备份环境要好很多，但通常时间不允许，能保证流程不出错就算不错了。培训阶段主要是让一线操作人员熟练掌握新 HIS 的流程、功能特点和注意事项。操作人员总会代入旧 HIS 的场景来对新 HIS 提出一些易用性的要求，甚至会要求将新 HIS 界面改成与旧 HIS 界面一模一样。这需要培训老师有极强的说服能力，不然就会被扯入需求的泥潭。同时，信息科也要发挥行政管理的作用，收集采纳合理的需求，制止不合理的需求，不要陷入是非对错之争，保留意见，先学习新 HIS 的功能，然后考试，不合格的全院通报。此阶段开始了解新 HIS，需求不会太多，仍有怀旧情结，会产生一定冲突，但还在可控范围。

3. 上线阶段的各类爆发性需求

此阶段是需求和矛盾最集中的时期，严重时可能导致 HIS 上线失败。因为在正式医疗环境中运行，以前隐藏的 bug、未测试到的波及范围、接口不稳定和不完善、数据报错、高峰期阻塞、更新一个功能点引发更多的错误等问题会相继出现，一天产生上百个需求是正常的。此阶段不能按常规填申请表走流程审批修改，特别是出错性需求，要立即进行修改，所以一天发布多个版本都是正常的。首先要保证诊疗流程能走得下去、医嘱不要出错、费用不能出错，每天晚上一定要集中开会，花时间进行需求清理和归类，根据轻重缓急统筹安排修改顺序，可以用最简便的 Excel 表格进行记录。

4. 运维阶段的优化性需求

此阶段解决的是让 HIS 从"能用"到"好用"的需求，持续的过程一直到被下一个新 HIS 替代。验收前会有几波需求高峰，需集中收集整改，验收后需求会逐步减少，此阶段需要按照需求申请单的格式和流程执行。理解需求产生的各阶段规律，对我们管理需求有很大帮助，这是一名 HIS 熟手或项目经理应具备的职业素养。

"需求唯一接口人"，是我在 2012 年《医疗卫生信息化项目管理实务》一书中提出来的理念，我们不但要有规范的需求单格式和流程，还要具体到由谁来管理需求。三甲医院的员工有两三千人，每个人一口唾沫就可以把你淹死，何况我院 HIS 哪天不是一堆待处理的问题？"需求唯一接口人"并非只有一个人，原则上要求每个科室由一个人负责收集整理本科室的需求，然后汇总上报给主管部门指定的一个人来进行综合研判，通过后再提交信息科进行技术分析，细化需求，转换成 HIS 公司能够理解的语言，这时才能真正拟定信息化需求修改单，HIS 公司项目经理再将需求提交给研发。真正执行时，主管部门的需求接口人会过滤掉大部分无效的需求，将真正有用的需求提交信息科和 HIS 公司的工程师，商议出解决的方案后，才开始填写需求申请单，复杂的需求会由信息科的工程师代为填写。对于出错性的需求，处理相对简单，贴上出错的原图，再标出改进的意见，即提交一张完美的需求申请单；对于涉及多部门的需求，可能会召开多次专题会来理清流程和功能点。

在需求管理上，信息科不能来者不拒。如果是实现难度特别大，又非紧急重要的需求，还会给系统造成性能或安全上的压力。

我院 HIS 项目在实施过程中，所有的需求必须经过我签字后，才提交给 HIS 公司的项目经理，HIS 项目经理看见我的签字或听到我的口头交代，才会将需求单分配给研发人员。把握好这个关口，即使医院有再多、再复杂的需求，都不会出现大的差错。

二、需求紧急重要程度判定层面

临床人员认为他们提出的每一个需求都是重要紧急的，恨不得上午提的下午就能解决，今天提的明天就能实现，若两三天还没有动静，就会打电话来催促，一周没有动静就向领导投诉，几次不回复，临床人员就不愿意再提需求了。

出现这个问题的主要原因是沟通不到位。解决这个问题其实很简单，一是要告知临床人员按正规流程提需求，微信上的图文语音一律不算；二是在接收确认需求时，告知临床人员一个大概的完成时间，若条件允许，最好邀请他们来参与测试，最后再告诉他们软件新版本发布的时间。

需求很多时，让临床人员挑出自认为较紧急重要的需求，给需求排个顺序，先做两三个，就像在饭馆吃饭，先上两个菜，客人就不会总是催促上菜了。

同一个功能模块，可能有不同部门提出多个修改需求，最好统一一次性完成修改，做好综合研判，减少重复修改。即便时间上有所耽误，但总的时间和出错概率会大大减少。

常规情况下，数据出错性的需求最好插队安排，在下一个版本前就修改好；逻辑性错误可以先通过行政命令人为避免，后续尽快完善；与其他模块交互不多的独立明确的需求，可以优先安排；临床特别关注的、影响使用体验的需求，可以优先安排。

医保和主管部门政策性需求，往往来得急，有明确的完成时间节点，是最重要的需求，其他需求都要暂时让步。所以我们在安排其他需求时，要适当预留出一定时间，若实在做不完，要做好解释工作。

我院 HIS 项目自 2020 年 2 月进场实施，截至 2021 年 9 月底完成，约 2500 个有效需求全部清空。我一直紧绷的弦终于放松下来，虽然后面一直有新的需求产生，但已非重要紧急，或者能被我们以余力很快完成。这种心理的放松是妙不可言的，每天都睡得比较踏实了。

紧快赶慢，综合研判，时间预留，进度公告。美中不足的是，我们没有在院内部署一套能修改需求、查询进度的系统，建议有条件的医院可以开放这个功能，能减少很多误会，提升临床人员的参与感和获得感。

▰ HIS 公司观点

◈ 需求管理，闭环把控 ◈

实施过 HIS 项目的人都知道，需求管理是项目成功的关键要素，需求失控会导致项目范围蔓延、成本失控，也会导致进度延后、项目质量下降，信息科郭主任把需求比作 HIS 项目的"焦油坑"一点也不为过。

管理需求是项目经理的必修课，需求定级是其中最关键的一节，信息科郭主任已经做了全面的分析与经验分享，下面我从乙方的角度讲述需求处理流程、需求描述、需求评审、需求方案确认、需求计划评估、需求进度监控、需求验证与程序更新几个环节的需求闭环管理流程。

一、需求处理流程

项目进场后，项目经理需跟院方沟通好项目需求申请单格式和需求受理流程，并将相关的约定编写到项目实施方案，由甲、乙双方签字确认。顺德医院 HIS 项目需求管理流程如下（见图 9-1）：先由各个科室信息联络员统一汇总本科室需求，提交科室主任或护士长审核签字，再提交给医务科、护理部、质控科等管理部门主任签字，最后提交信息科主任签字。只有信息科主任签字确认的需求才提交给公司项目组进行处理。

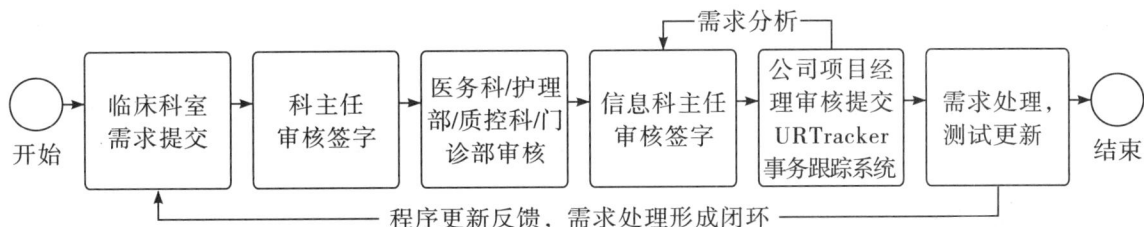

图 9-1　HIS 项目需求管理流程图

二、需求描述

需求描述在于清晰无歧义，项目需求可分为系统缺陷、现有功能修改、新增功能需求、新增接口需求 4 大类。不同类型需求可以采用不同方式进行描述，以达到清晰无歧义的目的，具体方法如下：

1. 清晰描述系统缺陷

第一步：描述清楚系统现状，也就是说清楚错在哪里（必须）；
第二步：描述发现系统缺陷的操作步骤（争取）；
第三步：描述清楚期望效果，也就是希望改成什么样（必须）；
第四步：附上系统缺陷的材料，如报错日志或报错截图等（争取）。

2. 清晰描述现有功能修改

第一步：描述清楚系统现状，也就是目前的功能、流程是如何的（必须）；
第二步：描述清楚期望效果，也就是希望改成什么样（必须）；
第三步：描述需求修改的目的和背景（争取）；
第四步：附上与客户签订的需求单（必须）。

3. 清晰描述新增功能需求

第一步：如实、清晰描述需求，充分理解客户原始需求，将其转化为与系统、业务相关且技术人员可理解的表述（必须）；

第二步：描述新增需求的目的和背景（争取）；

第三步：描述需求实现建议方案，例如功能加在哪个界面，以什么方式展现，流程如何设计（争取）；

第四步：附上客户签订的需求单（必须）。

4. 清晰描述新增接口需求

第一步：清晰描述需求，能清楚说明对接的系统、对接方式、对接业务流程、要交互的信息等（必须）；

第二步：附上接口流程图，能够说明在系统的哪个功能推送或生成数据给对方，在哪个界面需要调用对方数据等（争取）；

第三步：附上对方接口文件（必须）；

第四步：附上对方接口调用的 demo（演示程序）和代码（争取）。

三、需求评审

需求评审的目的是审核需求是否合理，确认需求是否纳入项目范围。需求评审需要注意以下几点：

（1）合同范围以外的需求，视工作量大小，公司可以合理拒绝。一般工作量超过 5 个工作日，可以跟甲方提出增加项目预算；无法确认需求是否在合同范围内或者我方与院方对于是否属于合同范围存在争议时，需要组织销售、公司领导与院方共同讨论确认。

（2）需求涉及多个科室时，需要组织相关科室、信息科共同评审。

（3）需求涉及第三方接口时，需要组织信息科、第三方公司共同评审。

（4）需求实现涉及系统架构调整或改动较大时，需要组织信息科、相关业务科室及技术人员共同评审。

（5）当需求方案或计划无法与技术人员达成一致时，积极寻求上级帮助，明确最终方案。

四、需求方案确认

需求方案确认是对已纳入项目范围的需求，进行实现方案的评估与制定，为需求开发提供方案。需求方案确认需要注意以下几点：

（1）项目经理责任制：项目经理对需求的实现效果负责，因此，需求的实现方案由项目经理最终拍板确认。

（2）运行效率高：选择运行效率最高、对系统性能影响最小的方案。

（3）逻辑简单易懂：选择逻辑简单易懂的方案，有利于开发人员编码、测试人员测试，也有利于后面调整。

（4）改动最小：满足需求的同时，尽量选择工作量小的方案，有利于控制项目成本。

（5）易维护：考虑日常运维便利性，同时考虑是否方便下一个项目实施。

（6）操作便利：坚持以客户为中心原则，尽可能使客户（临床）有更好的使用体验。

（7）风险控制：选择风险较低的方案，以防止出现风险，导致项目失败。

以上原则可以根据项目需求的不同灵活应用。在实际操作中，需要综合考虑各种因素，制订最佳的需求处理方案。

五、需求计划评估

处理需求，需先确定需求优先级，并按照优先级合理制订需求处理计划。需求计划评估需要注意以下几点：

（1）需求优先级划分需要客户参与，最终得到客户认可。

（2）优先级为高的需求：影响上线、验收的需求；影响医疗质量、医疗安全的需求；影响数据准确性的需求；导致系统无法运行的阻断性需求或 bug。

（3）划定需求优先级还需参考以下几个要素：

①政策性要求：医保接口、等级评审等有明确完成时间的需求，需要根据完成时间调整需求优先级。

②需求难度、可控性：一般采取先易后难的顺序处理需求。

③需求或 bug 影响范围：影响范围越大，优先级越高。

④bug 的出现频率：出现频率越高，优先级越高。

⑤成本效益：将需求按照成本效益排序，优先处理成本低、收益大的需求。

⑥需求关注者的级别：领导关注的需求，优先级高。

（4）评估需求完成计划，需要与负责的开发人员做好充分沟通，回复客户完成计划时尽量预留风险时间，尽量避免失信情况。

六、需求进度监控

有计划还需要有监控，计划有偏差需要干预与调整。需求进度监控需要注意以下几点：

（1）需求跟踪表中每个需求要求有实施负责人、开发负责人、计划完成时间、完成状态等信息。上线前召开动员会，明确需求处理优先级；上线期间，每天做工作总结和需求梳理；上线 1~2 周内只处理卡系统流程的问题，暂不处理个性化需求。

（2）每个需求要做到有回复，并主动与院方汇报处理进度，特别是影响项目进度的项目干系人，如门诊部主任、护士长、医务科主任、护理部主任等。

（3）加强与科室联络员的沟通，让他们清楚地知道提出需求、需求分析、设计、开发、测试、上线所经历的过程，以及需求修改后的影响范围。大家彼此理解，协商出一个众人都能够接受的时间，并按计划执行。

（4）遇到紧急需求影响原来计划时，要与院方充分沟通；需求插队在所难免，有提前就有延后，有些需求不是增加人手就能提高效率保证进度的，一定要做好解释工作。

（5）遇计划偏差需提前预警，需求跟进人员应随时与技术人员沟通，了解需求处理进度；出现计划偏差时，及时提醒技术人员；如果计划是不能延期的，可要求技术人员赶工完成。

（6）向技术人员分享项目的绩效报告和进度报告，让他们清楚地了解项目的目标和进度，确保项目组的目标一致。

七、需求验证

需求只有经过客户验证才算完成。一般需求验证的步骤如下：

（1）先由需求提交者测试单个需求。

（2）再由版本发布者进行全流程测试。

（3）完成全流程测试后，提交客户验证，确认更新内容已达到业务要求。

（4）建议定时更新测试数据库，以保持表结构和字典数据与正式库一致。

（5）正式库覆盖到测试库后，需要及时修改医保参数、其他接口参数。

（6）测试环境保持最新版本。

八、程序更新

系统版本更新是需求处理的最后一步，也是容易产生问题的一步。更新出现问题将对业务产生直接影响。系统更新需要科学谨慎，更新前的准备工作不能少，更新的步骤顺序也不能乱。

（1）完成更新前测试。

（2）发布更新说明。

（3）选择中午或晚上等业务低谷期更新系统。

（4）尽量避免周五、周末和重大节假日更新系统。

（5）更新系统前务必做好备份。

（6）如果短时段内无法解决更新出现的问题，则回退版本。

（7）系统更新后，需要在正式环境再次做验证。

（8）在完成更新后，需要向关键客户反馈其关注需求的更新情况，完成需求管理闭环。

第十章　新老旧账，创新来算

我们在第九章介绍了需求产生的四个阶段，其中怀旧性需求是最为顽固的。为避免将新 HIS 改成与旧 HIS 一模一样，又要兼顾旧 HIS 的操作习惯，我们必须用创新的手段来解决历史问题。

下面以我院发生的几个实际案例来加以说明。

一、患者多个 ID 的问题

较早使用 HIS 的医院，都会存在一个患者多个 ID（身份识别号）的问题，即便更换 HIS，患者的基本信息一般会全盘继承。我院自 1996 年开始，门诊系统至今已积累 1200 多万条患者 ID 记录，而顺德区第七次人口普查常住人口仅 322.91 万人。由于佛山市医保规定，一个患者一天只能挂一次普通门诊医保号，同一天患者只能享受一个诊次普通门诊医保报销，但很多患者往往一天内需要到两个或两个以上科室就诊，存在需要一天多次挂号的情况。为了解决上述矛盾，旧门诊系统允许同一个患者在系统中有两个 ID，一个是医保身份，另外一个是自费身份。患者在同一天挂一个医保号后，如果需要再到其他科室就诊，则用自费 ID 进行挂号。除身份证号码较唯一以外，如果患者不能提供准确的信息，自费 ID 会不断新增，有的患者甚至有几十个 ID。

多个 ID 会带来弊端。旧门诊系统在查询患者历史就诊记录时，如果将患者 ID 作为条件进行检索，只能查到当前患者 ID 对应的历史记录，无法查看该患者其他 ID 对应的就诊记录，此时医生只能将身份证号码作为检索条件去查询相应 ID 对应的就诊记录，对诊疗活动带来很大的不便。

新 HIS 不再区分医保 ID 和自费 ID，是通过读取患者当前 ID 的医保状态来判定是否可以报销费用。上线初期这个问题十分麻烦，旧系统中医保与自费分得清清楚楚，现在糅在一起，出错的概率就增大了很多，但我们不可能再走回头路，因为我们还要建设 EMPI（患者主索引）系统。

门诊部对于多个 ID 问题很头痛，但在讨论 EMPI 规则时，各部门如客户服务部（主要负责预约、建档）、门诊收费处、门诊分诊、门诊医生、医务科、质控科、财务科、信息科争论得相当厉害。焦点有两个，一是由哪个部门负责 ID 的手工合并与拆分；二是

EMPI 的合并规则。前后花费了半年时间，终于定下由客户服务部负责 ID 的维护工作，从门诊收费处抽调 2 名挂号员到客户服务部协助完成此项工作，在门诊大厅设立患者建档专区。合并规则经充分讨论，只选了姓名、身份证号码、手机号、性别、出生日期这 5 个关键字段进行匹配。大家在需求单上会签后提交公司进行 ID 清洗，如图 10 - 1 所示。

病人主索引合并

（以身份证号、姓名、电话、性别、生日为条件）

需求单

客户名称	南方医科大学顺德医院		系统名称	集成平台
申请科室			需求类型	需求
需求内容				

序号	条件	处理
1	姓名+身份证号匹配（所有的身份证号，需要建档时判断合法性）	全匹配时自动合并
2	姓名+手机+性别+生日匹配	全匹配时自动合并 生日是 1 月 1 日的数据不跑规则
3	姓名+手机+生日匹配	全匹配时自动合并 生日是 1 月 1 日的数据不跑规则
4	姓名+手机+性别匹配	全匹配时自动合并
5	姓名+性别+生日匹配	全匹配时自动合并 生日是 1 月 1 日的数据不跑规则

需求提出者（客户）：_（签名）_	需求受理人（公司）：_（签名）_
需求提出日期：2022 年 2 月 17 日	需求受理日期：2022 年 2 月 17 日
申请科室意见：　☑ 同意　□ 不同意 申请科室负责人签名：_（签名）_	医院项目组意见：　☑ 同意　□ 不同意 医院项目负责人签名：_（签名）_

图 10 - 1　需求单

　　我们总计清理有效患者 ID 记录约 463 万条，再根据合并规则最终合并成 140 万条主索引记录，基本符合实际情况。

　　EMPI 系统完成患者历史记录自动合并后，每天新产生的患者 ID 也会按照规则自动合并，同时通过集成平台将 EMPI 系统中的 ID 推送给 HIS，HIS 将最近一次有医保记录的就诊记录 ID 设为常用 ID，若没有医保记录就取最近一次就诊记录作为常用 ID，并将此标识返回给 EMPI 系统。以后该患者在就诊过程中，只会调用常用 ID，逐步减少使用多个 ID 的情况，同一个主索引内的多个 ID 的诊疗信息也会同时展现。

新 HIS 借助集成平台和 EMPI 系统，既完成了旧 HIS 患者多 ID 的继承，又创新统一了多 ID 规则及常用 ID 设置，为医院信息化发展奠定了坚实的基础。

二、日间手术流程优化

医院开展日间手术是一件利国利民的事情，既减少了医疗资源的浪费，节约社保资金，又方便患者和家属照护。

我院在更换新住院系统时，没有时间和精力管理日间手术患者，全部当普通患者入院。在新住院系统稳定后，我们开始梳理日间手术流程。

1. 旧系统主要流程

（1）门诊医生根据患者病情，选择是否办理日间手术，若是则开具日间手术入院申请单。

（2）患者拿申请单移步日间手术中心，由护士代办理入院登记。

（3）登记后，患者到门诊麻醉评估室，由麻醉医生代开术前医嘱套餐或增补麻醉需要的检验检查。

（4）患者返回日间手术中心，护士确认医嘱，打印检验条码及各种检查单，患者逐项去完成术前检验检查。

（5）完成检验检查后，患者回家等通知。手术前一天，主管医生及麻醉医生根据检验检查结果，评估其是否可以进行日间手术。

（6）日间手术当天，主管医生将患者转科到手术科室，并开手术申请，安排日间手术。

（7）完成日间手术后，患者办理出院手续。

2. 旧系统流程及功能缺陷分析

（1）由日间手术中心护士办理入院手续不符合规范。

（2）由麻醉医生代开术前医嘱套餐不符合规范。

3. 新系统主要功能

沿用住院系统常规流程，设置虚拟日间手术科室和虚拟床位，患者手术当天才转入手术科室进行手术和办理出院。

4. 讨论后优化流程

（1）医院有必要设置日间手术中心以统一管理患者，所以新系统必须进行流程改造。

（2）在门诊医生确定收治患者为日间手术患者时，系统自动办理入院登记。

（3）门诊医生切换到住院系统"日间手术中心"科室，为患者开具术前医嘱套餐。

（4）麻醉医生对患者进行初步评估，增补麻醉需要的检验检查。

（5）患者到日间手术中心，护士确认医嘱，打印检验条码及各种检查单，患者逐项去完成术前检验检查。

（6）完成检验检查后，患者回家等通知。手术前一天，主管医生及麻醉医生根据检验检查结果，评估其是否可以进行日间手术。

（7）日间手术当天，主管医生将患者转科，转到手术科室，并开具手术申请，安排日间手术。

（8）完成日间手术后，患者办理出院手续。

结论：优化解决了旧系统人员身份不规范的问题，减少了临床医务人员操作的步骤，所有流程是一条直线。

三、回补医嘱

患者在紧急抢救的情况下，先执行口头医嘱，事后再补录医嘱。补录医嘱时，医生可以将医嘱开始时间往前调整到实际执行医嘱的时间，但新住院系统上线一段时间后，经常遇到以下情况：由于病情紧急，原科室医生来不及补录口头医嘱，就已经把患者转科到 ICU 进行抢救或转到其他科室进行治疗。在这种情况下，如何补录原科室的医嘱？这个问题一直困扰着医务科。

医生一般采用转科的方式进行补录，转科记录会在 HIS 中记录并传送到病案管理系统。这需要停掉当前科室的医嘱才能完成转科操作，十分麻烦。然而，有些医生找到了"解决办法"，他们先开具会诊医嘱，请原科室医生会诊，原科室医生接收会诊后，即可进行医嘱补录，完成医嘱补录后，当前科室医生再撤销会诊医嘱，这样不会额外收会诊费，也不用写会诊记录。

显然，以上做法是不合规的。信息科与医务科、质控科、护理部、临床科室经过反复讨论后，制定跨科补录医嘱的流程，完美解决了由于紧急转科来不及补录医嘱的问题。具体方法其实很简单：新增一项不带费用的"回补医嘱"。类似于会诊医嘱的功能，流程如下：

（1）当前科室医生录入"回补医嘱"后，选择需要补录医嘱的科室。

（2）当前科室护士站确认"回补医嘱"后，需要补录医嘱的科室可以在医生工作站患者列表中选择该患者，进行医嘱补录。

（3）医生完成医嘱补录后，点击右键"结束补录"，患者信息在列表消失，医嘱补录结束。

说明："回补医嘱"并非医疗行为所产生的医嘱，因此，患者病案归档时，系统会自动屏蔽掉"回补医嘱"。

以上三个案例，在很多医院都会遇到，可能也有比我们更优的解决方案。我们在做HIS项目时，不能全部照搬旧系统，也不能全按新系统，要深入了解旧系统的优缺点，再结合当前环境和条件，进行流程再造。合适才是最好的，这就是用创新来解决问题。

▰ HIS公司观点

◈ 直面创新，完善产品 ◈

创新是指前无古人，找不到借鉴案例。用创新的方案解决用户需求，往往可以很好解决客户的难点、痛点，收到很好的客户体验。但作为HIS项目的项目经理，实际上我是不太愿意采用创新方式的，相信大部分HIS项目经理的想法与我相同，因为创新意味着在需求分析阶段要投入大量精力分析需求，与客户沟通确认解决方案；需求开发测试阶段需要投入额外的开发人力、测试人力；另外，系统流程的改造还存在一定的风险，造成系统不稳定，进而引发客户投诉。

只有在公司程序无法满足院方业务需求，而且旧系统也没有可以参考的解决方案时，我们才会用创新解决问题。创新需要与院方充分沟通，分析客户业务需求，进行流程再造，定义新的业务流程，并通过调整程序实现。

虽然各个医院大的业务流程相类似，但是由于地域政策、人文习惯、专科特色、管理精细程度等因素，HIS项目会面临大量个性化需求，我们无法避免需采用创新方式实现个性化需求，因此，我们需要勇于创新，而从另外一个角度考虑，创新也是对公司产品功能与性能的完善。为了尽量避免创新带来的项目进度、成本及系统不稳定风险，我们需要在以下几个阶段进行科学的需求管理：

一、需求分析阶段

复杂需求往往涉及多部门，在需求分析阶段，项目经理需要请信息科召集所有相关职能科室主任或代表参与讨论，先了解清楚用户的业务需求，包括需求的背景、需求的目的以及需求相关的限制条件。各个职能科室主任发表意见，避免出现需求冲突，即满足A部门要求，却违背B部门要求的情况。

在了解清楚用户的业务需求后，需要进一步讨论确认需求实现方案，项目经理最好邀请项目组开发负责人参与讨论。需求实现方案包含系统流程描述、系统改造内容描述、改造工期、可能存在的风险、风险应对措施。复杂流程需要配置系统流程图，必要时附上系统改造效果图。

为了避免需求反复修改，在需求实现方案沟通确认后，需要打印纸质文档，并请相关的职能科室主任、信息科签字确认。

二、需求实现阶段

负责需求实现的开发人员先对需求实现方案进行认真解读，及时提出存在疑问的地方，由开发负责人进行解答，最好是让开发人员复述一遍需求实现方案，确保已经理解需求实现方案，避免出现信息传递失真。

在开发过程中如果遇到问题，开发人员需要及时反馈，项目经理进一步组织相关人员讨论，排除异议。

三、需求验证阶段

开发完成后，需要进行四层测试验证，即开发人员自身测试、测试人员全面测试、信息科跟进工程师测试、用户代表验证。每一层测试循序进行，上一层测试完成后才转到下一层测试。

四、新版本发布

完成四层测试验证后，项目组需要针对新功能制作操作指引，包含流程说明、新功能截图，方便用户快速掌握新功能使用。对于新功能启用，建议先在部分科室试点，运行3~5天，系统运行正常则可以在全院发布更新。

创新的过程虽然艰难，也存在各种风险，但是创新能推动公司产品的完善，提升产品竞争力。从长远角度来说，项目经理应该要拥抱创新，公司各个部门都应支持创新。我们也希望用户对于 HIS 项目创新过程产生的不良影响多一些理解与包容。

第十一章　制胜法宝，开会签字

医院很多会议都要信息科参加，大家都寄希望于信息科来帮助他们解决问题，但真把项目申请下来了，他们的热情和配合度却直线下降，因为信息化的同时，也给他们带来了新的麻烦。有些会议必须开，还要开得成功。

HIS 是医院最基础、最复杂、最不能体现价值的项目，但又必须去做，且可能永远也做不好。医院要上线一个需要共享患者数据的软件系统，最终都绕不开与 HIS 对接。所以多部门开会协调在所难免，信息的录入、流转、确认、结束、质控，分别对应不同岗位人员的工作量。开会争吵的焦点，往往是事情谁来做？怎么做？谁来用？谁来管？

一、如何开好一场会

（一）开会的原因

开会的目的是解决问题。首先必须要有明确的目标，信息化是技术派，不要开务虚的会。需要解决什么问题？这些问题我们是否已经深入分析理解过？是否有初步的思路？有几套可供选择的方案？需要哪些部门人员参加？有没有跟相关部门人员提前沟通过？开会的时间、地点是否确定？需不需邀请领导参加？如果有领导参加，最好将会议名称列入行政周表。

（二）开会前的准备工作

确定会议议程（若需要），制作会议签到表，制作汇报 PPT，确定纸质内容及打印份数，测试投影音响设备，安排会议室座位，提供姓名牌（若需要）、茶水、照相服务，安排撰写会议记录人员等。

（三）会议内容

内部专题会一般不需要议程，可以由主持人先介绍本次会议的目的、内容、方案，然后展开讨论。有领导参加的多部门多议题会议，必须有一份议程。开好一次会议十分考究主持人的控场能力，根据会议时间安排，不要跑题。当本次会议不能决议某个议题时，应立即中止该议题，转入下一个议题。要控制发言的顺序，非讨论阶段，指定让一个人先讲，其他人暂时闭口，保持会议的纪律性。要避免讲客套话，或复述前面人已讲过的内容，要就事论事，不能搞人身攻击，充分尊重每个部门每个人的意见，不要因为某部门参会人员的级别低而忘记让他发言。当基本讨论结束时，主持人最好再次征询与会人员还有没有补充意见。

（四）会议决议

每次会议最好都能达成全部或部分决议。特别对于不同意见，要单独记录下提出者的姓名及其意见，即使以少数服从多数通过的议题，也应该这样记录。主持人在会议结束前，要重申一次本次会议达成的决议。

（五）会议纪要

主持人要专门安排一名信息科同事做好会议记录，会后形成会议纪要，在现场打印会议纪要，可以让与会人员签字确认。实际中会议记录人员往往在会后才能整理出纪要文档，由于补签字比较麻烦，我们一般采用 OA 分发方式，将会议纪要给所有与会人员传阅，公司方则以纸质或电子文档转交。

二、如何成为制胜法宝

上面我们讲了如何开好一场会，但作为制胜法宝，必不能常常使用，功夫在日常，开会是为了达成目标而采用的一种有效的沟通方式。能私下解决的，我绝不放在会上，能在中层职能部门解决的，我绝不上升到医院领导层。我院在 HIS 上线过程中，需要院领导参加的会议并不是很多，与信息科打交道最多的是以下几个部门：医务科、质控科、护理部、财务科、药剂科、医保物价科、客服中心、门诊部等。只有当各部门都难以协调决策时，才邀请相应的分管副院长或院长来决策。

也有些医院院长或副院长，本身很懂或很关注信息化，会时常参与各种信息化会议。这对信息科主任来讲压力会小很多，因为你只需要专心做好每次会议的内容，决策的事都由领导来担着。

HIS 公司不怕需求复杂，就怕需求反复。为什么会反复呢？就是需求不明朗，还没有想明白就开干，对需求变更缺乏约束力。怎么约束？就是一起开会讨论，然后形成决议，在这种情况下，一定要找到与会人员补签字。每个人多少还是有些契约精神的，签字就形成事实上的认可。当再次发生变更时，他也会慎重对待如何变更，避免再次重复。我院对于字典编码、重要流程、重要规则算法、表单格式、合同功能模块变更等，都必须让需求部门负责人签字。但签字不等于免责，也不是用于追责，而是在出现歧义纠纷时，能找到当时达成共识的依据，用于回顾和改进。当然，对于极少数不负责的随意变更，要坚决说不。

承建我院 HIS 项目的 HIS 公司驻场开发程序员喜欢在我们医院做事，最主要的原因是我们的需求很多但很少变更，这是因为我们对需求严格管理，以及需求部门负责人签字的无形约束。这样 HIS 上线的进度就会大大加快，出错的概率也相应降低，使用人员的获得感逐渐丰满。

▰ HIS 公司观点 ▰

◈ 遵照流程，内控需求 ◈

在本章，信息科郭主任介绍了如何开好一场会议，如何通过建立契约精神避免需求反复变更。能遇到有需求把控意识，又有需求把控手段的信息科主任，是 HIS 项目经理的福气，也是整个项目组的福气。

通常医院信息科在人才济济的医院是人微言轻的，其职责是保障临床医务人员使用系统的需要，在大多数医院职工眼里，信息科就应该满足临床部门提出的信息系统需求，如会议投影仪的开机、关机，打印机硒鼓更换等工作，他们往往忽略信息科的管理职能。因此信息科想要把控需求是很困难的，还会被人投诉不作为，甚至有人发出灵魂拷问：信息科主任到底是甲方的人，还是乙方的人？

针对这种情况，医疗信息化公司除了与院方约法三章，制定需求管理规范外，还可以通过制定内部需求管理流程，在公司内部把控需求，防止项目出现需求泛滥情况。需求从公司内部进行把控，从某种程度上可以转移项目经理与客户现场处理需求的矛盾冲突。

HIS 项目需求可分为三大类：需求、系统 bug 与第三方接口，我所在的公司在顺德医院项目期间成立了项目管理办公室，指派有多年项目实施管理经验的管理专员负责所有项目需求的审核。公司规定所有需求要提交到需求管理系统，在系统中走需求审核流程。只有通过审核的需求，才会转到开发任务清单，才能进行开发处理。若出现未经审核就擅自修改需求的，项目经理及开发人员当月绩效将被扣分。公司需求管理流程如下：

（1）项目经理或实施人员对需求进行发起和关闭。

（2）对于系统缺陷，项目组成员均可提单，提单后直接转项目办公室；对于系统需求及接口，项目经理可直接提单到项目管理中心，项目组其他成员提单后先交项目经理审核，后再转项目管理中心。

（3）项目办公室审核需求。如果需求不合格（描述不清晰，需求单缺少客户签字或者需求有悖医疗规范等），项目办公室会退回需求单给提出人，并写明退回理由。如果需求不在合同范围内，则转销售人员进一步审核，销售人员根据实际情况，确认是否免费给客户实现，或如何收费，先与客户沟通，完成项目立项后，再将需求单转给项目办公室。如果给客户免费实现，则将需求单直接转给项目办公室，项目办公室再分配给相应的开发组长，开发组长制订开发方案后，将需求单转给开发工程师。

（4）开发工程师完成程序编码后，先自测，若没有问题，则将需求单转给项目办公室测试。项目办公室测试有问题则将需求单退回开发人员；测试没有问题则将需求单转给项目现场实施人员进行现场测试。

（5）现场测试不通过则将需求单退回开发人员；测试通过则将需求单提交客户验证。没有问题则提交系统更新申请，信息科审核更新申请，签字确认后，安排新版本发布。

通过公司内部需求管理流程，可以避免不合理、描述不清晰需求流转到开发人员手上，减少开发人员用于沟通需求的成本，让开发人员更加专注于需求本身，而项目办公室参与需求审核与测试有利于提高程序质量。另外，合同外需求原则上需要走商务流程，可以防止合同外需求泛滥。当然，以上流程也有弊端，公司安排专人进行需求审核，占用额外人力成本；需求流转可能会降低需求处理的效率，部分客户可能会质疑，对处理速度不满，抱怨处理需求流程多。

虽然公司内部通过审核流程把控需求存在一定的弊端，但总体是利大于弊，因此公司一直沿用。目前，我也没有想到既高效又低成本、高质量的需求管理办法，大家若有更好的办法，欢迎分享与讨论。

第十二章　借个护士，胜过博研

护士是医院最大的群体，在医疗业务流程上，也是与其他部门打交道最多的群体。一名高年资的护士，几乎是医院的百科全书，没有她/他不了解的或了解不到的流程，及流程背后的恩怨纠葛故事。

信息科人员不但内敛还内卷，稍有点规模的医院招聘的人员的学历要求至少是研究生，还要是有名气的院校毕业，但基本上很难招到，即使招到了，实际水平也一般般（没有两三年的项目历练很难成长起来）。对于转岗或多种渠道进入信息科的人员，你几乎是赶不走的。信息科有时看起来人还不少，但真正能干活的不多。新人招不进，老人赶不走，信息化建设的压力又很大，怎么办呢？

我在 HIS 立项阶段，就向医院领导申请借调 2 个人（1 名护士、1 名医师）到信息科工作。院内科室之间借调相对比较容易，但从临床科室借调到信息科，并且过来承担重大工作任务，很多人心理上是不愿意的。信息科还不能降低要求，让护理部和医务科随便派一个人过来。

本章先讲借调护士的标准吧：年龄要在 30 岁左右（太年长思维僵化，太年轻还摸不清医院的门道），主管护师（不能是副主任护师，这种人才连护理部自己都不够用；不能是护师或护士，因轮转的岗位少、历练少而缺乏带教和管理经验），有一定计算机基础（能将护理的需求转换成 IT 工程师可以听懂的语言，起重要的桥梁纽带作用），有一定的组织沟通决断能力（有一定威信、能管敢管、能平衡各科室不同的需求）。我们千里挑一，相中了护理部的一名干事——陈升。

然后我就开始做陈升的思想工作：首先讲薪资，保证待遇不变，不纳入信息科绩效二次分配；其次讲学习成长，这个机会难得，能够亲身参与全院 HIS 更换，能够学习到新的知识，还能够掌管统筹全院护理的信息化需求，既是机会也是挑战，还有利于科研、职称晋升，若需数据统计方面的信息，信息科全力支持；再次讲助人也是助己，信息化不只是信息科的事情，还能真正帮助到护理部，因为每一个流程、每一个功能、每一步操作都由你来验证确认，以保证 HIS 上线时，广大护理姐妹兄弟们少犯些错误；最后讲感情，以后信息科就是你的后盾，哪天不想干护理了，信息科随时欢迎。

我与陈升沟通十分顺畅，她也十分愿意加入我们的团队，我还答应了她一个合理的要求，就是如果护理部临时有事，她能回去帮忙，这是一位认真负责不忘本的好同志。成立

HIS 项目组以后，我单独清出一间办公室，供 HIS 公司、电子病历公司、信息科的工程师和借调医护 2 人等联合办公。

为什么我一定要挑一名护士到信息科工作呢？不只是补医疗知识的短板，常规的医疗知识不会成为 HIS 上线的阻碍，主要是信息科缺乏与临床有效沟通的能力，因为 IT 人员往往不擅沟通。

如果我们用心培养一名懂信息化的护士，由她来代替信息科出面沟通，那一切问题都能在热烈而和谐的氛围中解决。我院 HIS 能顺利上线，陈升的作用厥功至伟，从需求调研、功能设计、表单设计、流程确认、组织培训、人员考核、需求反馈、需求测试、专题讨论、试点科室选择，到协助系统上线等，在她借调信息科一年的时间里，我们几乎没有操太多心。上线后有关护理的需求也全部集中到陈升那里，她会很专业地过滤掉大部分无效需求以及各科室相互矛盾的需求，也会组织护理人员内部讨论。她最终提交给我们的修改方案，都是可执行的内容。

有些医院会提拔一名护士到信息科做副主任甚至主任，这是很聪明的做法。她/他可能在信息化整体架构把握方面会欠缺一些，但在信息化项目执行落地方面，往往能认认真真、不折不扣地完成，这就是护士岗位上练就出来的职业素养。

如果你的医院正准备上线 HIS，请立即向院领导申请借调一名护士；如果你已被临床折磨得快疯了，请立即向院领导申请借调一名护士。这就是我的切身忠告！

第十三章　若有医生，成功过半

上一章我们讲了借调一名护士相对较易，且作用巨大，但要借调一名医生，则难度相当大，我们向医务部门拟定了好几个人选，最终只有产科的一位主治医师可以临时抽调过来信息科。

为什么医生难以借调到信息科呢？主要是他/她在调职后要暂时放下熟悉的患者，个人的专业水平可能会停滞不前，可能会错过一些学科发展的机会，职称评定的临床服务时数会减少等，更重要的是，待遇会下降很多。主治医师不仅是医院科室的骨干，在家庭中也是上有老下有小，还有晋升职称、科研成果等多重压力，十分不易。

选调的医生也不是从主治医师中随意挑选的。术科与非术科有很大不同，小专科与大综合科也不一样，到主治医师这个级别，医生的专业方向已基本定型，也形成了固定的思维模式，较难接受其他意见，即陷入"深井效应"。我们在选择上一般不会考虑小专科的医生，大内科和大外科医生在思维和做事方式上，由于职业习惯会产生较大的差异。但医院产科（或妇产科）则具有各方面的优势，内外兼修，还有儿科医嘱的经验。能在妇产科工作的医生通常思维敏捷、做事麻利，麦彩秀医生就是这方面的代表。

麦医生最主要的工作是负责门诊医生站和住院医生站的软件功能与流程测试，以医生日常的工作习惯来发现软件中的错误和提出优化建议。在 HIS 公司和信息科工程师双重验证的情况下，有些功能在这位医生的"神操作"下，仍出现不少漏洞。例如一些功能按钮先后点选的顺序不同，就会报错；有些操作我们无论怎么执行都不会报错，但是她测试时偶尔会报错，一起共同测试时却又不会发生。这种经历相信每家医院的信息科都会遇到。

前段时间我们又发生了同样的事件，住院医生在停止长期医嘱时，明明看到停嘱时间和停嘱医生都在系统中显示，但到护士站却没有成功显示，医嘱仍被执行。有些医生出于保险，停止医嘱后会跑到护士站查看。我们在停止医嘱时加了日志监控，与质控科游主任反复测试各种情况下该功能的运行情况。结果显示，后台日志记录与各种操作都能对应上，证明停止医嘱的功能没有毛病。并且 HIS 公司在全国有几百家客户医院，客户也没有反馈发生过类似事件。我们又到几个发生此种事件比较多的科室调研，与她们共同回顾当时的操作，结果每次操作都是成功的。这说明在软件方面没有任何毛病，在操作方面，我们不能时时监控医生的操作，最后我想了一个解决办法：我们以醒目的红底填充医嘱名称和停止时间框，医生发现有红底了，就代表成功停止医嘱了（见图 13–1）。现在还需要再观察一段时间，看该功能是否还存在问题。

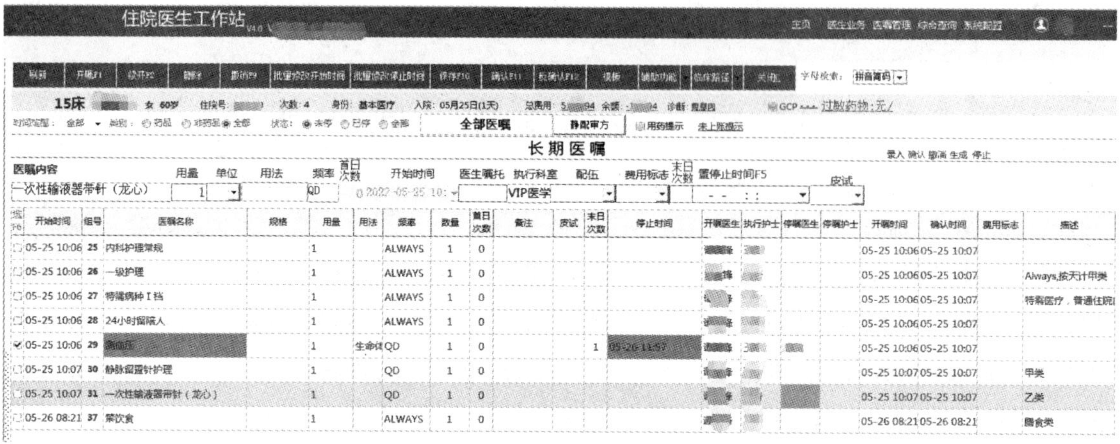

图 13 - 1　停止长期医嘱红底显示

信息工程师重视程序逻辑，临床医生却关心医嘱能否开具、能否正确执行。对操作频率最高的医嘱系统，他们几乎是零容忍的。另外，对于医嘱模板，每位医生的诊疗习惯不一样，他们对模板的要求会很细致，及早完善模板可以提高临床医生使用的满意度。

由于医生的专业性、个人操作习惯及掌握计算机操作基本常识各不一样，虽然麦医生已帮我们排除了很多"地雷"，但真正上线时，医生仍是意见最多的，护士的反馈反而较好。但如果没有医生参与测试工作，效果肯定还更差。建议有条件的医院在 HIS 上线前，安排不同科室的医生选择有代表性的纸质处方、病历、申请单等，脱产一天或几天到培训室进行各种状况下的实操测试。这项工作做得越细，上线成功的可能性就越大。

HIS 公司观点

◆ 培养专家，搭建桥梁 ◆

项目经理在进场实施时就要考虑到这个项目什么时候上线，什么时候验收。项目完成验收是甲、乙双方的共同目标，前提是系统上好，客户会用，而且用好，用户满意。还有很关键的一点，乙方一定要给甲方运维工程师留下一个运行稳定且能自主维护、易于维护的系统。

信息科工程师是乙方与甲方临床科室沟通的桥梁，在 HIS 项目需求收集与日常问题处理过程中起到关键作用，因此，在系统实施过程中，除了"借个护士，找个医生"，甲、乙双方项目经理还要重点培养信息科工程师，让其成为新系统甲方专家，熟悉新系统的日常运维。

人往往具有惰性，不愿意改变，当适应了某种工作环境后就不想变动，习惯于自己的舒适圈。记得刚刚出来工作，在一个项目待久了，就不愿意去其他项目了。而作为项目经理，一定要克服惰性，要想着做更多的项目，拿更多的项目奖金，丰富自己的阅历，积累更多的项目管理经验。

信息科工程师同样具有惰性，他们对旧系统很熟悉，系统有什么问题，只要科室一个电话，他们都能迅速处理，对于旧系统维护，他们得心应手，因为能快速解决临床提出的问题，信息科骨干往往很受临床科室一线人员的尊重。项目初期，不排除部分信息科工程师对于新系统上线存在抗拒心理，因为自己熟悉的系统就要被换掉了。在这个时候，乙方项目经理就要多与对方沟通，并用实际行动打消对方的顾虑，争取对方的支持，当然，信息科主任出面沟通效果是最好的。另外，第七章也有阐述，可以通过加强内部管理，让信息科工程师积极参与新系统建设。

在顺德医院实施 HIS 项目期间，信息科郭主任营造了很好的学习交流氛围，这为我们培养甲方系统专家创造了良好的环境。项目调研期间，我们在信息科会议室多次给信息科工程师演示系统，讲解系统业务功能、系统运维功能及系统表结构。系统上线后，我们进行日常运维问题登记，将运维问题清单与系统需求清单分开，运维问题清单内容包括：提出科室、问题描述、问题类型、处理方案、处理时间、处理人等，将运维问题清单与信息科共享，让他们也清楚系统存在问题、解决方案及处理进度。在处理微信群反馈的问题时，我要求我们的工程师处理完问题后，在群里说明问题的原因、处理的方案，让信息科工程师也知道类似问题应该如何处理，能够接手系统日常运维。当然，如果是系统 bug，我们要在程序上解决，减少后台修改数据次数，避免问题重复出现。值得一提的是，系统验收后，公司运维人员逐渐减少，信息科逐步接手日常运维。目前，信息科部分工程师对于新系统的熟悉程度已经超过了我们，因为新系统上线期间工作表现优秀，部分信息科骨干也升职做了组长、副主任。

医保物价科、药剂科、医务科、护理部、质控科等职能科室也是乙方与甲方一线用户沟通的桥梁，医保问题、收费问题、药品相关问题、医生护士相关需求往往与这几个职能科室相关，系统运行所涉及的基础数据，也需要由这些职能科室安排专员进行维护，特别是变动较多、维护工作量较大的三大目录字典，因此，需要对医保物价科、药剂科、医务科、护理部、质控科等职能科室信息专员进行重点培训，让他们先熟悉新系统流程、功能及基础数据的设置与维护。上线过程中，职能科室能够结合新系统流程与功能，合理拒绝临床科室提出的不合理需求，并能及时维护上线过程中遇到的基础数据问题。

需要重点强调的是，在项目进场后就要与院方沟通确认好基础数据的维护职责，明确责任人，并尽快安排工程师对相关维护人员进行系统培训，确保在基础数据收集期间能够进行维护与设置，在系统上线期间能及时响应处理基础数据导致的系统问题。系统上线前期，有条件的医院可以安排物价、药品维护人员到信息科办公，保证问题能及时处理。

我们做系统不是一锤子买卖，好的系统在运维得当的情况下，可以用 10 年甚至更长时间，培养甲方系统专家，让甲方能够进行系统日常运维，以保障系统的稳定性，既为客户节省成本，避免频繁更换系统带来的麻烦，也为公司节省人力成本，每年还可以收取运维费用，这种双赢局面何乐而不为。

第十四章　培训在练，考试在案

HIS 培训是一个浩大、耗时的工作，医院领导及中层干部只要还在出诊就都在培训之列。培训是上线前的大练兵，必须认真对待。信息科与 HIS 公司前期准备工作做得再充分，真正上战场的还是一线医、护、技、药和收费员。

抛弃熟悉的旧 HIS 操作界面和工作流程，短时间要学会新 HIS 的操作，对大多数医务人员来讲，比较难以接受，虽然他们曾经抱怨过旧 HIS 的落后，但对学习新 HIS 的主动性和接受度还是不高。这时旧 HIS 如同离去的爱人一样，往日所有的好才被记起，同时会将旧爱的好放诸新 HIS 身上来比较，结果发现新 HIS 在很多方面还不如旧 HIS，这就是 HIS 业态的无奈。每到厌旧换新时，才发现新不如旧。其实不是真的新不如旧，只是比较的内容狭隘了一些，用旧 HIS 的上马对新 HIS 的下马，自然就产生抱怨，这是人性所然。

如果在培训阶段能消除这些抱怨，多了解旧 HIS 的优点并加以引用，多介绍新 HIS 的优点并加以宣传，上线过程会比较顺利。下面介绍如何做好培训工作。

一、培训的时机要恰到好处

培训结束日期一定不能离上线日期太长，2 至 3 天足矣，例如：5 月 1 日上线门诊系统，那么培训的结束日期在 4 月 28 日左右即可。因为时间间隔太长，很多人会忘了之前学的内容。按照这个结束日期倒推开课日期，根据培训子系统、每天培训批次、每次培训人数，扣除不能开课培训的日期，加上考核补考的日期，基本上就是一份完美的培训计划安排表了。

二、制订培训方案

培训方案可繁可简，至少要有以下内容：本次培训的子系统模块，各模块对应的受训科室及人数，各子系统培训时长、练习时长，各子系统培训老师，每批次辅助解答人员（HIS 公司和信息科工程师），培训室管理（培训电脑系统安装、开门、关门、关电、关窗等），应急事项处理预案，等等。

三、制作培训教案

HIS 培训一般以真实的数据环境，按照业务流程进行讲解，即在医院部署一套测试库进行实操。教案可以是 PPT 形式，展示每个界面截图并配上文字标注，方便受训人员边看边学，也可以是录播形式，提前录制讲解过程。有些公司把教案做得过于简单，或者只做了业务正向流程，没有重点强调反向回退操作流程、关键节点、功能优势和异常处理。此外，教案大多以信息工程师的思维来介绍软件功能，这种做法的效果一直不太好，建议有条件的 HIS 公司，找医院的一线操作人员来录制课件。我院门诊系统上线后，一名医生基于兴趣录制了课件并下发给其他医生学习，取得了很好的效果。

教案也是用户操作说明书，其制作与更新是一项耗时耗力的长期工作，且十分重要，但往往不被重视。软件后期有功能更新，但教案未能及时修正发布的情况常有。如此一来，一线人员找不到最新的说明书，根本不知道如何操作新功能，使更新的效果大打折扣。这个问题普遍存在，至今我也没有想到合适的解决办法。

四、组织签到、培训答疑

并非在医院 OA 系统上发布一个培训计划通知，临床一线人员都会过来参加培训。积极性最高的一般是收费员，其次是护士，最差是医生。我们在培训计划制订下来以后，由各科室上报每批次培训人员名单，并且要求排班不要与培训时间冲突，培训前一天通知受训科室主任明天有几批人员要参加培训。签到是必须的，不允许代签。我科借调护理部的陈升干事负责此事，她做得井井有条，把没有参加培训的人员都反馈给科室主任，再不来参加培训的，汇总到信息科进行全院通报。

现场答疑是十分重要的环节，我们要求信息科的每一位同事必须掌握新 HIS 的操作，并负责现场答疑。答疑环节会比较混乱，HIS 公司和信息科安排的人数越多越好，最好能满足对提问人员一对一指导。对于共性的问题，由主讲人在讲台上统一解答。每个指导人员要记录下问题，会后进行汇总，此环节也是收集问题需求的最佳时机。容易处理的问题，最好在下一次培训中能得以修正，短时间做不到的，也要在培训过程中强调处理的方法。培训答疑过程中，要注意控场，培训的 HIS 时常出现报错或完全不能使用的情况，所以之前准备的教案 PPT 和录制的视频就可以派上用场。若遇有医务人员扰乱现场秩序，尽可能降低其对其他人员的影响。如果没有其他可替代的方案完成本次培训，则说明情况后立即终止本次培训，避免造成更大的负面议论。

五、进行培训考核

如果培训不进行考核，那么效果一定不好，所以我们在下发培训方案时，会公布考核内容，就是让每个子系统的受训人员知道，你必须掌握这些操作才可以结业。HIS 最难培训的是门诊医生，我们为此制定了严格的考核要求。每位出诊的门诊医生必须参加培训，考核合格后拿到纸质合格证书（信息科购买了 500 张合格证书，并加盖信息科公章，见图14 - 1），才能在新 HIS 中获取处方权限，此举取得了一定效果。

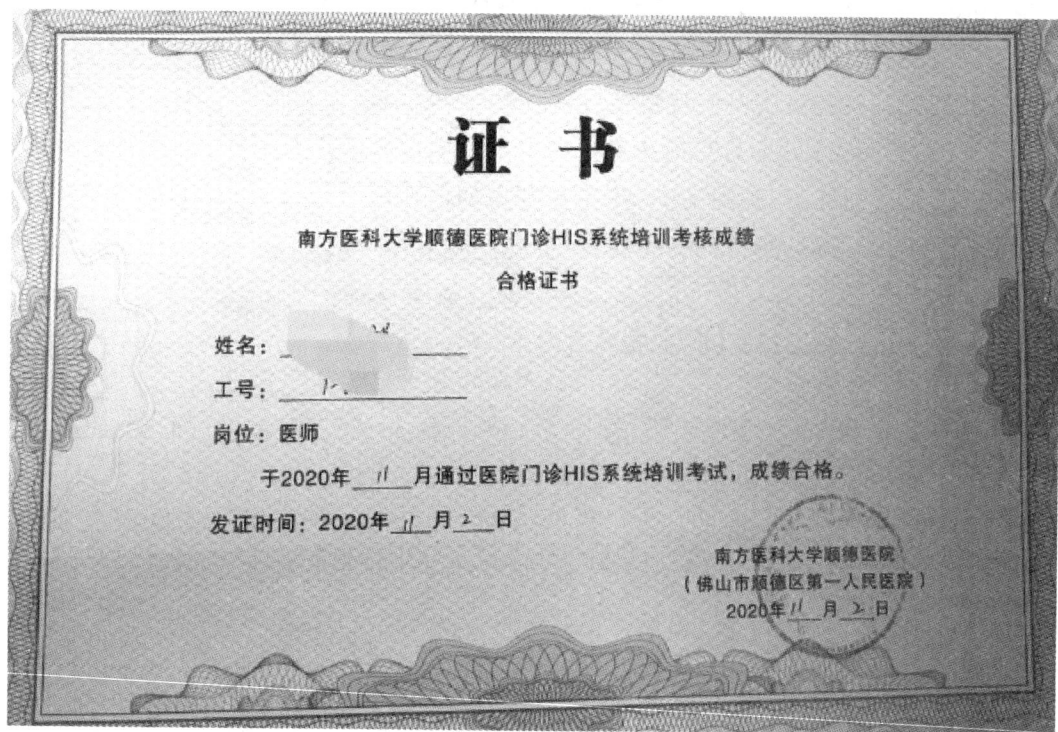

图 14 - 1　培训合格证书

我们一般不在上午上班时间开课，而会开放培训室让上午有空的人过来练习。根据我们以往培训的经验，对待工作认真负责的、高年资的医务人员会主动加班练习。

培训工作不完全安排在上线前，上线后也可以根据需要安排专项培训，培训工作最考验项目经理的组织规划能力。多练是最有效的笨功夫，考核是最有效的督促手段。

HIS 公司观点

◆ 精心准备，培训考核 ◆

我记得刚刚毕业找工作的时候，入职面试是在医院进行的，入职后就参与到新 HIS 建设项目中。刚刚从大学毕业，我什么都不懂，当时的部门经理，也是所在项目的项目经理——刘云鹤，他是我 HIS 人生的第一个老师，在我刚入职的一段时间，没有教我什么技术，也没有对我进行任何培训，只给了我一份系统操作说明书，让我跑系统流程。从患者建档开始，先给 10 位患者建档，再给这些虚拟患者开处方、缴费等，反复模拟患者就医流程，相同的操作连续做了 3 天。一开始，我很不理解，为什么这么简单的跑系统流程的工作，要我反复做 3 天，后来我才知道项目马上进入培训阶段，项目经理准备让我与另外一名和我同时入职的同事负责系统培训工作。

2000 年前，HIS 没有那么复杂庞大，接口也不多，当时我参与的项目的医院规模也不大，是东莞市人民医院的一个分院——普济分院，项目现场就一个项目经理加我们两个刚刚毕业的新人，技术支持也只有一人（不在项目现场）。项目经理有更重要的系统调试工作，因此培训工作就落到我们两个新员工身上，还好经过 3 天的反复操作，我们对系统的流程与功能大致熟悉，加上初生牛犊不怕虎，我们顺利完成了系统培训工作。很多不清晰的细节问题，在与"学生"的交流讨论中慢慢清晰，培训过程中我们不敢暴露我们是刚刚参与工作 3 天的新人，参加培训的医、护、收费、药剂等老师还尊称我们为"工程师"，那是我人生第一次被称为工程师。

经过 10 多年的发展，HIS 已经变得非常庞大、复杂，医院的管理要求与临床用户的个性化需求也多了很多，现在的培训工作我绝对不敢安排两个刚刚入职的新人负责。培训工作若没有经过精心准备，是不能开展的，否则刚开始培训就给医务人员等一线用户留下一个不好的印象，坏消息往往传递得很快，这会对系统上线造成很大的影响。

正如信息科郭主任所说，HIS 培训是一个浩大、耗时的工作，当然，按照本章中介绍的方法步骤，我相信不管是多大规模的医院，我们都可以把培训工作做好，在培训准备方面，我做以下补充：

培训人选方面，培训主讲要求具备以下条件：①对医院业务流程非常熟悉，最好是参与过需求调研的人，清楚目前医院的系统流程，清楚旧系统的痛点，对于临床用户的期望有大致了解。如果未参与前期调研工作，项目经理需要提前给主讲做一轮讲解，让主讲清楚。②对公司系统非常熟悉，包括系统功能、系统配置项，培训过程针对用户提出需求，清楚哪些可以通过配置实现，哪些需要修改程序。培训时需介绍新旧系统的差异，重点讲解新系统的亮点。③需要有良好的沟通表达能力，特别是倾听能力，培训过程避免与临床用户出现争执。④具有会场把控能力，培训过程经常会出现大家你一言我一语的情况，培训主讲需要把控培训过程，先把培训内容讲完，再让大家发表意见，最后统一意见。可根据每天培训场次，安排 1~2 人作为培训主讲，若场次多，可以 2 人交替着来讲，否则体力与精力会跟不上，影响培训效果。

培训主讲人选确认好后，时间允许的话，可以安排试讲，项目组人员作为学生，对主讲的讲课过程提出改进意见，主讲根据意见做适当的调整，以达最佳效果。

除了主讲，公司方面还需要安排 1~3 人协助培训，具体看单场次参加培训的人员规模。协助培训人员可以由新人或实习生担任，主要是维持会场秩序，协助解答科室提出的问题，记录科室提出的需求，培训完成后将记录的需求汇总给项目经理或者项目骨干审核。原则上只要没有太多的工作任务，公司新人都要参加培训，培训过程是一个学习过程，有些时候，公司甚至安排其他项目组的新人过来参加培训。培训主讲在培训过程中也需要留意，哪些新人适合做培训工作，物色好这类人，重点带教，争取早日让其成为培训主讲。

医院方面，要求最少安排 1 名信息科人员，有条件的医院安排借调信息科的医生、护士参与。院方参与人员主要工作：①协助做好培训签到，到场人员不齐时，可及时与相关科室沟通，催促大家及时参加培训。②维持会场纪律。③协助解答科室提出的问题，收集科室提出的建议。④协助完成培训考核。

系统培训工作很重要，培训效果的好坏体现在用户是否能熟练操作新系统上，对于 HIS 项目上线是否顺利有很大影响，因此，顺德医院项目的前期培训，我跟信息科郭主任都有参与，对于在培训过程中发现的问题，及时与培训主讲沟通，培训主讲的能力也在一次次的培训过程中得到很大提升。

第十五章　试点先行，重在挑选

当前 HIS 的复杂性与 10 年前、20 年前相比，已不可同日而语。那些没有进行试点，一次性投入使用的 HIS，恐怕就只有在因紧急事态而开设的如武汉火神山、雷神山医院，或全新开业的医院能得以一见了，否则都不会未经试点就冒功上线。

传统 HIS 四大件，门诊、住院、药剂、院长查询，门诊系统和住院系统往往分开上线，以降低 HIS 项目的实施风险。HIS 也少有一次性切换。门诊系统切换的技术难度相对较低，花费一个晚上就能完成，但新系统带来门诊患者就医秩序的混乱往往是上线时最难控制的。住院系统切换技术难度要高一些，特别是医保患者的医嘱费用很难结转到新系统，常规做法是拉长切换时间，让新旧两套住院系统并行，新入院的患者在新 HIS 中登记，旧患者在旧 HIS 中办理出院。对于其他患者，自费患者就只结转费用部分，然后在新系统中重新登记入院；医保患者则进行中途结算或出院结算，再重新在新系统中登记入院。药剂系统包括药库和药房，需要分步切换，其间最难受的是中心药房，工作量会加倍且容易出错。

我院因为三甲复审时间变化，原定先上线新 HIS 门诊系统，又改为先上线住院系统，因为临床路径系统在三甲评审中占有较大的分值，且必须在 9 月 1 日前要全部切换完成。我们定于 7 月 15 日选择一个住院科室先行试点，如何选择是很有考究的。

1. **住院试点科室要相对独立**

试点的患者是在新 HIS 住院系统中登记入院的，如果住院期间发生转科，则试点就无法进行下去，且会造成新旧系统都难以处理该患者，所以待选择的科室，其收治的病种尽量不要有转科的可能性，也不要有危急重等复杂病情的患者，他们可能较长时间不能出院，因此无法完整验证新系统的流程。

2. **科室配合度要比较高**

试点难免会给科室医务人员带来麻烦，承担试点的科室主任和护士长一定要有集体荣誉感，甘愿前行探路，要教育科内医生、护士克服困难，积极配合测试。试点也有好处，信息科和 HIS 公司的全部技术力量都会集中在该科室，有什么问题马上解决，试点成功后也会得到院领导的表扬和让兄弟科室过来学习。最终我们选定了全科医学科，这是一个综合性科室。

3. 患者平均住院日要比较长

试点期间，并非将试点科室的每一个新入院患者都登记进新系统，住院一周左右的患者是最适合的人选，第一天一般登记1至2人即可，患者完整走完一套住院流程其实并不容易，期间要与 LIS、PACS、电子病历系统等大系统对接，医生开完检验检查单后，要有相应的工程师在检验科室和检查科室查证是否可以正常接受新系统的单据，药品和治疗性医嘱也要与相应执行科室进行验证，确保正常。等到第一次登记的患者可以正常开单、取药、打印各类单据后，再逐步增加在新系统登记的新入院患者数，这个过程往往需要一周的时间，如果能够完成正常结算，则证明试点取得初步成功。

4. 有医保、商保等特殊结算的患者

若没有医保患者进入试点，测试是不完整甚至是不成功的。涉及医保结算时，程序的复杂度远胜于自费，住院系统的各种项目字典、规则，很多是根据医保政策而设计的，且医保结算是不允许出错的，这是测试工作量最大的一部分，医保不成功则 HIS 基本不可能上线。其他商保、优抚、工伤、免费孕产检、异地医保等特殊人群的结算也同样重要，与外面部门打交道，涉及费用都要慎重。

5. 其他需要重点测试的功能

我院新住院系统的科室与护理病区是分离的，两者之间可以一对多或多对一建立关系。全科医学科里面还同时存在一个风湿免疫科，它们共用一个护理病区。旧 HIS 没有办法区分两个科室，对科室核算和管理带来很大困扰。新 HIS 将医护分开，较完美解决了这个问题。即患者可以分开两个科室登记入院，护理病区可以同时处理这两个科室的患者。我院存在较多这种情况，测试这个功能也非常重要。

6. 住院其他科室分批上线

试点科室成功后，建议第一批上线的住院科室是非术科的，主要原因是这部分患者普遍住院时间长，我们要求从8月1日起非术科的新患者在新系统登记，我们安排两名工程师在每个非术科室驻点服务。两周内所有新患者必须在新系统登记，旧系统的在院患者逐渐结算出院。图15－1是试点科室成功上线后项目组成员与第一位出院患者的合影，术科从8月15日起将新患者登记到新系统，驻点工程师转到术科进行驻点服务。8月30日、31日，我们将旧 HIS 的所有病人全部结转，并停止旧系统入院登记功能，只能查看。后续章节会详细讲解如何切换新旧住院系统。

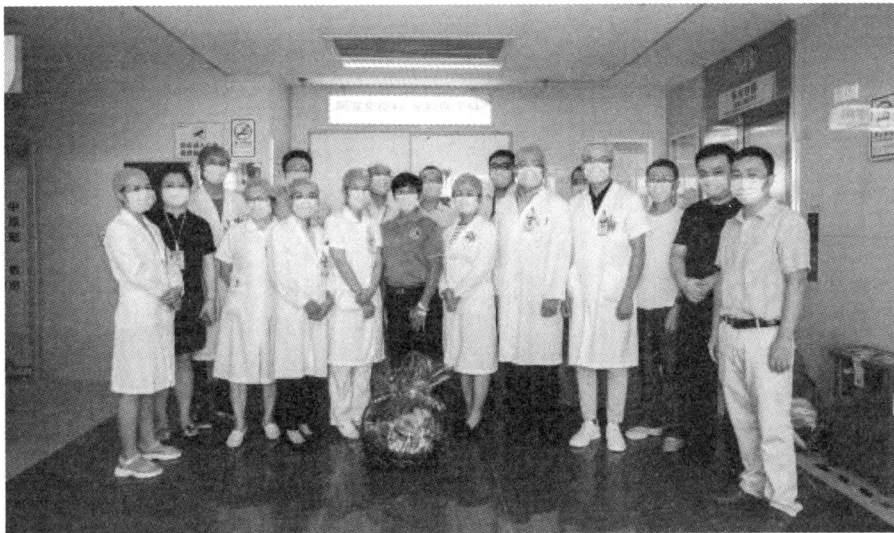

图 15 - 1　住院试点科室成功上线后项目组成员和第一位出院患者合影

下面我们再讲一讲门诊系统的试点选择。

1. 独立门诊部是最佳选择

各医院在外面一般有独立的门诊部，最好是有一定规模、功能比较齐全的，例如多学科诊室、中西药房、挂号收费、分诊、检验、心电、超声、放射等。独立门诊部相当于微缩版总院门诊，可以起到很好的试点作用。我院二门诊有 5 层小楼，一应齐全，每天门诊量约 500 人次，我们在 10 月底完成系统切换，试运行了 5 个月（适逢三甲复审和春节），为总院门诊上线奠定了很好的基础。

2. 急诊科可以先行先试

为什么我要推荐急诊科先行先试呢？有的医院没有独立的门诊部，而急诊科相当于一个独立的院内小门诊，有独立的收费、药房、检验、检查等，另外急诊科 24 小时不停歇运转，有别于普通门诊，对 HIS 也有特殊的要求。

3. 总院门诊建议一次性切换

有的医院将总院门诊划片分步来切换，这种办法在我院行不通，因为我们西药房的自助发药机不支持接入两套不同的 HIS，且会对门诊其他运转体系带来较大的冲击，例如预约挂号、排班系统、分诊系统、LIS、PACS 等。最难的仍是中西药房，门诊并行两套系统的风险会非常大，常规做法是一刀切，长痛不如短痛，在一次性切换后集中力量解决新 HIS 的问题。

试点就是一个试金石，是系统功能和流程的优化能否符合本地化需求的检测，是对全流程、各子系统之间接口的一次全面检测，也为后续全面上线提供查漏补缺的机会。这是 HIS 项目上线很重要的一个环节，可以列入里程碑事件。

HIS 公司观点

◆ 制订方案，试点上线 ◆

采用一刀切的方式上线有一定的优势，不用考虑新旧系统兼容，切换时间短，公司总投入人力成本也相对较低，但只适合全新开业的医院，目前 HIS 试点上线，分步切换是主流方案。

试点上线又分两种，一种是新旧系统无缝衔接，可以随时在新旧系统之间进行切换，比如可以在新系统挂号，在旧系统开处方，旧系统处方可以在新系统收费、发药；另外一种是部分科室或分院试点，就医流程要么在新系统完成，要么在旧系统完成。第一种方式主要应用于同一家公司 HIS 产品升级，第二种方式具有普遍性，是大部分 HIS 上线的方案。

试点上线进可攻退可守，试点的目的是对 HIS 全流程、各个子系统之间接口进行全面检测，在此过程集中处理影响流程的问题，确保全院上线不出现卡点，避免全院切换系统时出现业务无法正常运行的风险。下面分门诊系统、住院系统，补充介绍 HIS 试点上线方案。

一、门诊系统

1. 试点科室选择

医院有分院或多个门诊部的，则选择分院或其中一个门诊部，没有分院的则选择急诊科，分院或门诊部不再细分试点科室，建议是分院或门诊部整体切换，因此，优先选择规模小的分院或门诊部。顺德医院门诊试点上线就选择了日门诊量为 200～300 人次的二门诊。

2. 试点时长

门诊试点两周比较合适，基本上各个科室的医生在两周内都会出诊，所有门诊业务流程都能验证。当然，试点时间可以根据系统运行情况做微调，问题少则试点一周，问题多则延长一周，但试点时间尽量控制在三周内。项目经理可适当加派人手，尽量在三周内完成试点问题处理，结束试点，进入全面切换阶段，否则试点战线拉长，项目组斗志减弱，公司投入的时间成本、人力成本也会增加。

3. 人员安排

跟打仗一样，讲究旗开得胜，试点期间 HIS 公司需要安排项目骨干到分院现场，医院信息科骨干也需要到现场，驻守挂号、收费、药房等关键业务点，医院也从总院抽取了业务骨干到分院顶班。顺德医院二门诊上线新 HIS 期间，项目经理、技术骨干、实施骨干、测试人员都安排在二门诊现场办公，遇到卡点问题能马上处理。对于用户提交的需求与建议，项目组每天下班后进行集中讨论，确认问题优先级与处理计划。

4. 技术方案

（1）患者信息。新旧系统并行，除了要将旧系统的 EMPI 导入新系统，还需要考虑新旧系统的 EMPI 同步。已建档患者可能在总院就诊后，当天再去分院就诊，患者就诊次数如何同步？新建档患者可能在试点科室新系统建档，也可能在非试点科室旧系统建档，如何保证一边建档，两边共用？这些问题都需要在试点前与信息科及相关业务科室沟通清楚，确认好方案。

由于顺德医院旧 HIS 已经没有公司在运维，门诊系统由信息科的卢官荣工程师（卢工）负责开发和运维，经过讨论，由卢工提供两个 Web Service 接口，一个用于同步患者信息到旧系统，新系统建档后，调用接口，将患者信息同步到旧系统，新系统完成就诊时，同样调用接口将最大就诊次数同步到旧系统；另外一个用于从旧系统同步患者信息，患者在新系统预约挂号时，系统先检索新系统本地数据库是否存在患者信息，如果存在则用本地信息，如果不存在则通过接口检索旧系统数据库，旧系统存在患者信息则将信息同步到新系统，不存在则在新系统中建档，并调用接口将新建档信息同步到旧系统。通过卢工提供的接口，我们解决了并行期间 EMPI 同步的问题。当然，接口是临时的，全院上线新 HIS 后，需要停用相应接口。

如果信息科无法提供接口，我们可考虑让院方开放旧系统数据库操作权限，研究清楚旧系统表结构，再做数据库同步，这种做法存在风险，是无奈之举。如果以上方法都行不通，只能一次性导入旧系统患者信息，不做患者信息同步，等后期医院上线集成平台，再通过平台清洗 EMPI，进行患者信息合并。

（2）就医入口。就医入口主要考虑微信、自助机等第三方预约挂号接口，这需要第三方系统配合改造。顺德医院二门诊上线 HIS 时，院方要求调整微信、自助机系统，二门诊所在科室则调用新系统接口，其他科室调用旧系统接口，直到全院上线新 HIS 后，才将接口整体切换到新系统。

如果第三方系统接口已经不在运维期，或者院方本来就要换微信、自助机系统，那么只能屏蔽第三方预约挂号接口，患者只能暂时到医院现场挂号，这会影响患者就医体验，是无奈之举。

（3）历史记录。对于系统切换，医生最关心的是能不能查看患者的历史就诊记录，在旧系统做的模板还是否存在。关于历史就诊记录问题，如果医院已经上线集成平台，有患者 360 视图，那这个问题就迎刃而解，新系统集成患者 360 视图即可；如果没有 360 视图，我建议与院方沟通说明，只能用旧系统查看患者历史就诊记录了，因为新旧系统架构存在差异，我们很难将旧系统就诊记录数据导入新系统。

至于旧系统模板，看医院是否强烈要求，是否能提供旧系统模板数据，旧系统模板数据是可以导入新系统的。顺德医院当时是没有将旧系统模板导入新系统的，信息科郭主任考虑让医生尽快熟悉系统，在给医生培训时就提出不导入旧系统模板，培训完后，医生需利用空闲时间在新系统做模板，做模板的过程也是一个熟悉操作系统的过程。

（4）检验检查。检验检查接口包含申请信息、申请状态推送与报告信息查看等功能，这方面尽量要获得第三方系统的支持，若第三方不配合改造，试点的难度会大很多。试点期间，LIS、PACS、超声、病理、心电等医技系统需要同时对接新旧两套系统，同时从新旧系统中获取检验检查申请信息，根据来源同步检验检查申请状态，并向新旧系统报告信息。查看检验检查的原始报告一般采用在医技系统中集成报告查看程序的方式，改造工作量集中在 HIS，医技系统提供查看程序对接方式即可。检验检查结果数据可以由医技系统提供，HIS 定期获取，也可以由 HIS 提供数据同步接口，医技系统调用接口同步数据，具体方式与第三方公司协商决定，原则上采用双方改造工作量都不大的方式，如果医院上线集成平台，则采用平台接口。住院系统试点同样面临相同问题，可采用相同方案解决。

（5）药品管理。药品需要考虑新旧系统库存同步，一般新旧系统并行期间，药品进销存、盘点、调价、结转等仍然在旧系统操作，门诊、住院系统全院切换后，才在新系统中启用药品管理的功能。顺德医院试点上线期间，由于新旧系统无法对接，二门诊也有独立药房。新系统上线后，二门诊药房采用虚拟库存，即将药品库存设置为 10 万，药房管理员通过开放标志控制医生是否能开出药品；盘点时，从新系统导出消耗数据，药房管理员在旧系统手工出库；药品调价则同时在新旧系统操作。这种方式对药房造成很大不便，需要与药房做好充分沟通，说明试点时长，获得药房支持。最好的解决方式是，旧系统能提供接口或视图，新系统定期从旧系统同步库存数，并将发药记录同步到旧系统出库。具体选用哪种方式，需要与信息科及药剂科做充分沟通。住院系统试点同样面临相同问题，可采用相同方案解决。

（6）预约入院。试点期间，如果住院系统还未切换，门诊预约入院可以采用新系统打印预约入院通知单，旧系统手工登记办理入院的方式。若住院系统已切换则不存在该问题。

（7）财务报表。除了药剂科外，财务科也是门诊、住院系统试点期间业务受影响比较大的科室。财务科需要从新旧两套系统中获取财务报表数据，再进行人工合并。试点上线前，我们需要做好新旧系统科室字典、人员字典等基础数据的同步与对应，并与财务科提前做好沟通。

（8）基础数据。试点期间，对于诊疗项目、材料、药品、科室、人员等变动频繁且记录数较大的基础数据，建议实现新旧系统同步，可以考虑在旧系统维护，再同步到新系统；也可以考虑在新系统维护，再同步到旧系统。如果能实时同步则实时同步，不能则定时同步。对于类似患者类型、用法、频率等变动较小的字典，可以考虑同时在新旧系统维护。具体采用哪种方式同步，主要从业务影响、开发工作量、维护人员便利性几个方面综合考虑。

（9）其他接口。试点前需要整体梳理与系统相关的接口，哪些是上线必备的，哪些是可以整体切换后再对接的，原则上影响业务的接口必须在试点前对接，不影响业务的接口则视接口调试进度及院方要求而定。各个接口的对接计划需要与信息科和第三方公司共同沟通确认，项目经理需把控好上线总体进度，取得项目进度与客户满意度之间的平衡。

5. 公告与宣传

医院提前在官网、公众号发布系统切换公告，告知广大患者系统切换期间就医注意事项。需要与院内各个试点科室主任提前沟通，让科室主任告知科室人员，重点介绍系统试点期间遇到问题应该如何处理，建立问题反馈群。

二、住院系统

住院系统上线，一般采用新入院患者在新系统办理住院，已经在旧系统登记的患者则在旧系统完成住院流程，同一次住院不会出现从旧系统转到新系统或者从新系统转到旧系统的情况，但是可能会出现患者在新系统办理住院，出院后转到其他科室，又在旧系统办理入院的情况，甚至还可能会出现在新旧系统来回办理入院、出院的情况，这些都是我们上线前需要考虑到的。

本章对住院系统试点科室选择与批次安排、试点患者选择、试点时间及试点注意事项做了详细讲解，技术方案中检验检查接口、基础数据、药品管理、财务报表等环节的处理思路与门诊系统相似，需要重点关注的有以下两点：患者住院记录的同步；患者转科处理。

病案管理对于患者住院号与住院次数有严格要求，同一家医院，同一位患者，不允许存在两个住院号，患者住院次数必须是连贯的。与门诊患者信息同步方式类似，信息科卢工提供了同步住院患者信息的 Web Service 接口。试点上线前，我们先批量导入 EMPI，其中包含住院患者的姓名、性别、身份证号码、住院号、最大住院次数等信息。患者在新系统办理入院登记时，程序根据患者身份证号码查找本地数据库是否存在住院记录，如果存在，再通过接口查找旧系统对应住院号的最大住院次数，最后取新旧系统中较大的住院次数作为本次住院的住院次数。在新系统办理完住院后，需要将住院次数同步更新到旧系统，避免患者在新系统办理出院后，再到旧系统办理入院，出现新旧系统住院次数重复的问题。

针对患者在试点科室住院，需要转科到非试点科室的情况，只有一个办法，就是在非试点科室启用新系统，将非试点科室变为试点科室。因此，住院系统试点前，需完成全院所有科室培训，避免出现新系统患者转科后，所在科室不会操作系统的情况。同时，做好病房沟通工作，让病房医务人员有个预期，自己的科室随时可能成为试点科室。

试点上线势必会给患者及医院相关科室带来不便，需要患者的谅解及医院各个相关科室的支持，因此，试点时间不宜过长，只要主流程没有问题，就需当断则断，进行整体切换。

第十六章　大战在即，查漏补缺

上一章我们讲了试点科室的选择，接下来就是某一子系统全面上线。门诊系统因为试点科室较为独立，所以可以试运行较长时间，但住院系统不行，必须在试点结束后，立即启动其他住院科室使用，否则可能要将试点撤回。

试点虽然可以保证子系统的基本功能流程不会出大问题，但相对于全面使用仍存在测试不全、压力不足的问题。大战在即，需要项目经理再做一次全面的检查，进行查漏补缺。下面介绍几种查补的方法。

一、头脑风暴法

上线前，信息科主任要召集各使用部门的主管、一线操作人员代表和 HIS 项目组成员进行一场头脑风暴会议，围绕主题，不设范围，畅所欲言，讨论的可以是试点中发现的问题，可以是一线最关心的问题，可以是政策要求必须做到的问题，也可以是人力物资保障的问题，等等。

头脑风暴特别要注意一线人员的想法，否则容易忽略上线时关键的环节，例如部分型号打印机打印的发票格式不对等，都可能会影响到项目上线。

二、问题列表法

相对于头脑风暴的发散性思维，问题列表则更能解决实际问题，让参会人员提前收集本部门存在或关心的问题，逐一在会上提出，大家共同商议，拟订解决方案，既可打消使用者的顾虑，也可增强上线的信心。例如门诊最关心旧系统患者退费、退药的问题。我们在会上讨论出处理办法：在收费处专窗处理退费，中西药房在 20 号窗口专项处理旧系统退药，并在窗口做好标识指引。

三、流程梳理法

流程梳理法是最理性严密的查漏补缺方法。从门诊患者预约或现场挂号开始，按照就诊流程，逐步进行讨论，然后再梳理反向流程，看系统是否还有遗漏及没有考虑到的情况。这是密网捕鱼、细梳篦虱，无论大小一网成擒的做法。

有经验的项目经理会将以上三套方法结合，先让大家头脑风暴，然后逐一提出问题，最后按流程进行梳理，既尊重别人，又体现了项目经理的素质和能力。

四、放空自我法

放空自我法只适合项目经理，大战在即，作为主帅不能一直神经紧绷。人生适当留白、放缓，是为了更高的目标和更长的远行。可以给父母妻儿打几个问候的电话，也可以与久违的同学老友闲聊些趣事，还可以独自去爬山、钓鱼、喝茶，再简单一点儿就是小酌两杯，蒙头大睡一晚。保持愉悦的心情和充沛的体力，是成功上线的本钱。

HIS 者，院之大事，成败之地，发展之道，不可不察。《礼记·中庸》云："凡事豫则立，不豫则废。言前定则不跲，事前定则不困，行前定则不疚，道前定则不穷。"以史为鉴！

HIS 公司观点

◈ 上线检查，紧张有序 ◈

HIS 整体切换，只要上线时间点一经确认，就如吹响大战之号角，全院进入战斗状态，对外也已经发布通告，必要时，医院也会向上级部门报备，因此，上线时间通常不会改变，公司领导与院方领导也会郑重其事。作为对项目情况最了解的项目经理，此时应该沉着冷静，组织好各项上线前检查工作，做到胸有成竹。

顺德医院门诊系统全院整体上线是在 2021 年 3 月 25 日凌晨。在此之前，我们已经完成二门诊院区及急诊科的试点上线，系统整体功能流程得到验证，虽然有一些便利性需求及部分系统 bug 在同步完善中，但不涉及大的流程调整，不影响整体上线。在上线前一周，项目组还对全院上线准备做了一次全面的检查，检查内容与标准如下：

一、服务器与网络环境检查

服务器检查主要检查服务器硬盘、内存等状况是否良好，系统应用服务是否存在异常。负责检查人员将以上检查点截图登记，如有异常及时上报。网络情况主要由信息科负责工程师检查。

二、客户端程序安装情况

客户端程序安装情况检查是一个体力活，只需做个简单培训，就可以安排前来支援上线的实习生或新入职员工进行。检查之前先由信息科提供挂号处、收费处、护士站、医生站、药房等各个工作站的分布情况表，检查人员根据分布情况表，利用中午或晚上下班时间，逐台电脑进行检查，主要检查程序是否安装、系统能否正常打开，检查完成后在工作站的分布情况表标记检查情况。顺德医院项目的该检查当时由信息科同事协助我们共同完成，如果工作站已安装远程工具，也可以远程检查。

三、打印及外显设置情况

打印设备检查主要检查处方单、检验检查申请、就诊指引单、输液单等各种纸张打印是否正常。需求调研阶段已经有一个系统表单清单，按照清单逐一检查，各类单据的格式与内容在前期已经与院方核对确认过，本轮检查重点是检查打印机走纸是否正常。

外显设备包括收费外显小屏、医生站诊室小屏、护士站排队叫号大屏、药房排队叫号大屏等，这些也是根据前期调研形成的外部显示设备清单，逐一检查，重点检查外显程序是否正常运行，语音叫号是否正常。

以上工作可以与客户端程序检查工作同步完成。

四、EMPI 与基础数据同步

旧系统停用、新系统全面接管之前，需要再次检查新旧系统 EMPI 是否一致，新旧系统科室、人员、三大目录字典等基础数据是否一致。通常做法是，提前写好数据校验与同步脚本，先在测试环境验证脚本是否正确无误，经过多轮验证后，保留好脚本，在系统切换前一刻，执行数据校验与同步脚本。

五、系统整体流程与接口

系统整体切换前一周，一项很关键的工作是与信息科及相关科室进行正式环境联调，甲、乙双方签订系统联调报告或者系统功能确认单，表明系统已经达到全院上线的标准。系统功能确认单可以按照子系统划分，如预约挂号、排队叫号、护士站、医生站、收费处、药房等，每张功能确认单列出各个子系统的主要功能模块，进行系统联调时，按照业务流程对功能点逐一验证，验证系统内部功能的同时，验证系统第三方接口，验证通过则打钩，不通过则说明情况，最终联调负责人、信息科跟进工程师、使用科室负责人进行签字确认。

每个公司基本上有自己的系统上线检查表格，按照检查表格逐步检查则不会有遗漏，没有检查表格的，项目经理制作检查表格，必要时组织专家审核表格是否完整。上线前，每项检查工作需要有明确责任人，项目经理作为统筹者，主要负责检查各项工作完成情况，并协调处理检查中发现的问题，因此，项目经理不宜参与太多具体工作。另外各项准备工作是否完成，需要提供佐证材料，项目经理可以不看检查过程，但是一定要关注结果。

第十七章　挖坑布点，应急预案

正式上线前一天，需要把"攻城狮""程序猿"都做好分工，能派的全部安排到上线的科室驻点，还要安排两个职能部门的人员到信息科上班，一个是到药剂科管理药品编码字典的，一个是到医保物价科管理医嘱收费项目的，也要通知其他如人事、检验科等需要维护项目字典的人员在本部门待命，随时响应需求修改。

如果把 HIS 上线比作一场战役，则总指挥是医院领导，负责战略层面和后勤保障，那战术层面必须是项目经理来统筹部署。相对于敌我不明的战役，HIS 上线是提前精心策划的，是有组织、有步骤、有培训、有试点、有人员、有技术后勤保障的，所以过程是可控的。如果上线不成功，那一定是项目经理无能或关键时刻医院领导没有顶住压力。

既然是一场有计划的战役，那么项目经理需要梳理出敌方有多少个上线点位，每个点位的重要性、特殊性和技术复杂度，从而计算出每个点位需要投入多少个驻点"攻城狮"，需要安排什么水平的"攻城狮"才能做好技术服务；同时要明白战斗从哪里开始打响，首战必须告捷，然后主攻的地方在哪里，技术后勤支持是否跟得上，最后在哪儿收官，能否收得利落、做得完美，出现各类不同的问题故障，如何解决，出现不可控的状况，是否有应急预案？

再看手头上有多少可以利用的资源：信息科的人员全算上，长期借调和临时借调的同事也算上，HIS 公司员工能到医院现场的全算上，在公司或其他医院工地上可以远程支持的也算上。医院领导和各职能部门要算上，其他外包服务公司也要算上。例如：我们在上线前一周内要求终端运维、机房运维、网络安全和数据库维保公司都要安排足够有经验的工程师过来医院驻场，与 HIS 关联性极强的电子病历系统、LIS、PACS 公司也要安排人驻场，等等。

"挖坑"是我们计划要上线的科室，"布点"是我们安排在上线科室的技术人员。这里面也有一些讲究。例如：挂号收费处，永远是首战的必经之地，一定要安排足够多、足够强的人马在此驻守，提前埋伏，当第一波高峰顶过去了（约 1 小时），可以适当撤出一部分战力在各地巡查支援；还有一些特殊科室，如妇科、产科，需要安排女生驻守；手术室、ICU 需要穿防护衣的区域，最好安排信息科同事驻守；一些重点区域，如专家教授门诊，需要安派些服务态度好、有耐心的人员驻守；信息科同事的家属在某个上线科室的，优先安排到这个科室驻守；借调的麦彩秀医生和陈升干事也回到自己原来的科室驻守。业务多而复杂的大科室，患者多、周转快的科室，安排技术水平高的人驻守；患者少、业务不复杂的科室，安排水平低一些的人驻守。同时，让同一区域，如某幢小楼不同层的技术人员，或同一层楼不同区域的技术人员，互相联动支援，构建一张全覆盖、无死角、有重点、可变化的 HIS 一线火力网。

HIS 上线应急预案的确很难做，因为不成功便成仁。首先住院系统没法回退，因为患者信息是连续记录的，无法原样回迁到旧系统，最多延缓切换科室的速度，又因为存在患者转科的问题，所以新旧系统并行的时间也无法太长，否则耗费的资源更大，只要主体流程没有问题，能够完成费用结算，建议不要做住院系统的应急预案。药剂系统也一样，盘点是最大困难，如果回退到旧系统，这个工作量还不如硬着头皮在新系统中完善。同时，如果门诊和住院都采用了新系统，则门诊药房和中心药房必须采用新系统。旧药库系统一般不会对接新的药房系统，但还是可以将出库单手工录入新药房系统中，这个并行过程会给药库药房带来一定的工作量，但各 HIS 公司的药剂管理系统本身已比较完善，应急预案的意义不是很大。

最难的是门诊系统，为了增强医院领导的决心，我告诉他们没有应急预案，一定会上线成功。门诊系统回退，最难的是预约挂号和预约各项检查，我院的预约周期是 10 天，也就是说 10 天前，我们已提前切换了新 HIS 的排班管理系统，此时若再倒回旧 HIS，那将是一件十分痛苦的事情。加之我们试点工作做得比较充分，先在二门诊已正式运行 5 个月，在总院急诊科也提前一周正式运行，所以还是有足够的信心可以一次性切换成功。正式切换的当天零点，医院党委胡书记不放心，过来信息科对我三连问：问有没有问题？我说没有；问有没有应急预案？我说没有；问能否切换成功？我说没有问题。

但作为一名资深的信息科主任和项目经理，门诊系统只能做最坏的打算，我与科室技术水平最高的卢工瞒着领导私下做了一套应急预案，可以在 30 分钟之内，将新 HIS 未就诊的病人完全切换回旧 HIS。

后记：我院新 HIS 门诊系统上线成功后，我才告诉主管副院长王华峰，我们信息科做了应急预案，但在当时的环境下，只能让全院上下一心，没有退路。截至现在成文，医院党委胡书记仍不知道我们做了门诊系统的应急预案，这也算是管理项目干系人的一种技巧吧。

第十八章 运筹帷幄，下令开战

HIS前期准备工作需要耗费大量的时间，约占总工期的一半，毕其功于一役，就在上线时刻，那么战斗打响的前一天则是战前动员最佳的时机。我们在住院系统和门诊系统上线前分别开了两次动员大会。

一、住院系统动员大会

2020年8月2日，30多名"攻城狮"齐聚信息科会议室，由我来做住院系统上线战前总动员（见图18-1）。对于HIS公司的"攻城狮"们，有部分人员没有三甲医院的上线经验；对于我们信息科，旧HIS已使用20年，员工们基本没有经历过HIS上线。我虽然是"老江湖"，做过和管理过上百家医院的HIS项目，但自2006年后，我也没有再更换过HIS，且现在HIS的复杂程度与2006年前不可同日而语。从内心来说，我也比较亢奋和紧张，但作为本次战役的前线指挥官，需要保持镇定和从容，要有运筹帷幄的风度，所以我梳理了以下简短内容进行动员（见图18-2）：

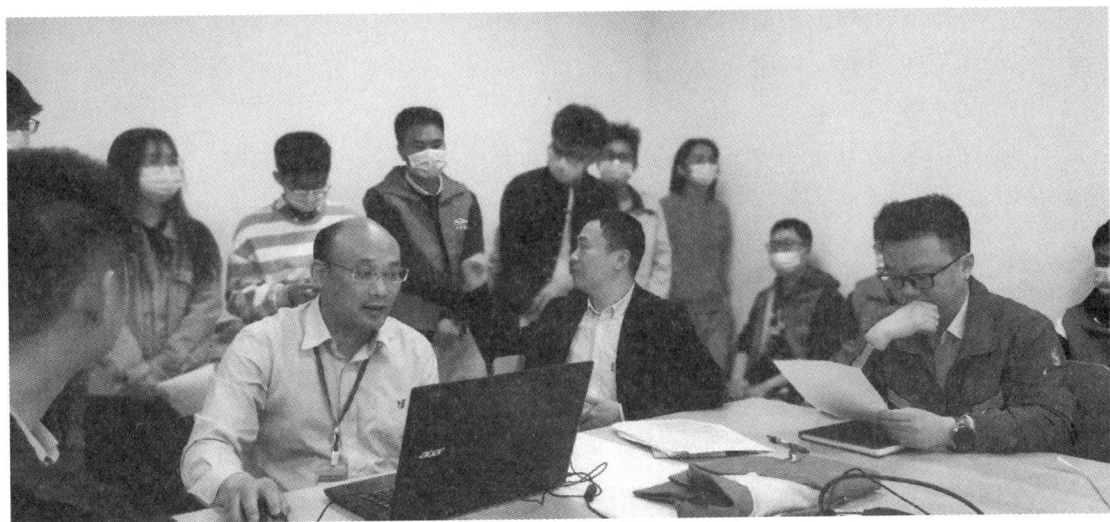

图18-1 住院系统上线前动员会

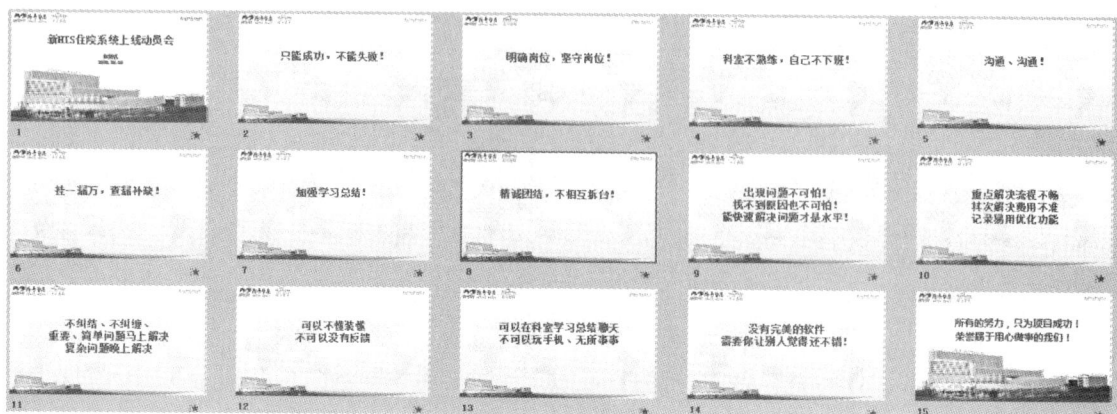

图 18 - 2　上线动员会 PPT

住院系统主要跟医生和护士们打交道，当然我们在住院收费处和中心药房也安排了足够的技术力量。上线时最容易发生矛盾的是有很多系统不属于 HIS 公司的产品，但医生不管，认为"攻城狮"都能解决。这时就要注意沟通技巧，如解释一句"这不是我们公司的产品，但是我可以记录下来联系信息科解决"，或者回答"我们每组都配备了信息科的工程师，可以由他们来出面处理"。有些年轻人不太注意沟通方式，很武断地推诿，影响了医生的积极性，这对于上线极为不利，希望到一线同志们不要犯此错误。

另外，HIS 公司安排到现场的人看起来很多，但技术水平差距很大，信息科也是一样，我们要正视这个现状，但不能让上线科室认为我们派出去的人的水平不行。所以沟通也需要技巧，当你不懂时，可以让医生重新操作，重现问题时，可以询问医生他想要达到的效果，把这些记录下来，然后要肯定医生这个问题提得很好，但实现起来比较复杂，需要商量一下如何来处理。之后你可以向项目经理和技术水平高的同事请教，得到解决办法后再教会医生怎么处理。医生会觉得你这个"攻城狮"态度很好，很专业，有水平。我就是这样从一个 HIS 小白成长起来的。

上线过程，特别是第一天，一定会遇到各种各样的问题，要把握好一个原则，"不纠结、不纠缠，重要简单的问题马上解决，复杂问题晚上解决"。如何理解这条原则？上线初期，各一线操作人员都比较紧张，新旧系统一下子切换不过来，各种"神操作"都会出现，所以系统也会出现各种莫名其妙的错误。别管它，你只要按正常的操作路径走，能正确处理患者的医嘱就行，必要时可通知"程序猿"直接改数据库。不要让系统走不下去，要把问题记录下来，晚上一起汇总，由项目核心小组来讨论解决方案。

不要怕问题，出现问题是必然的；不能相互拆台，要同舟共济；医院很大，不要跑错岗位，不能脱离岗位；医生、护士经常轮班，每天都有新手，不教会不下班；带个本子记录问题，善于学习总结；注意沟通方式，做一名有素养的 IT 工程师。

我们的动员会，开得还是比较成功的，教"攻城狮"处理问题的方法，增强了他们成功上线的信心！

二、门诊系统动员大会

2021 年 3 月 24 日，我们召开新 HIS 门诊系统上线动员大会，参加这次会议的人数比较多，HIS 公司有 50 人，信息科有 20 人。会上，我郑重提了几点要求：不得擅离岗位，不得推诿责任，不得与医护、病人争吵；积极主动，有问有答，团队协作，不慌不乱，这是一场战役，不是一次旅游！网格化分工，最早完成的奖，最多投诉的罚。

因为有住院系统上线的经验，大家已经能够较好地把握现场指导的节奏，但门诊不同于住院，需要直接跟患者打交道，及时性、准确性要求更高。所以我们按照门诊流程，讲解每一关出现问题后处理的方法，简述如下：

第一关是预约取号。可能出现网络、微信、客服系统、自助机故障导致取号失败等问题，不要纠结，指引患者到收费窗口，客服中心已备好"预约挂号证明"，分诊护士看到这个证明，即可安排患者在预约时段就诊。

第二关是分诊。这是最乱的环节，若出现排队号混乱、分诊屏没有显示或系统故障，我们除了在现场安排"攻城狮"外，每个区域还有临时抽调的两名行政人员协助维护秩序。

第三关是医生诊间。这是主攻战场，若出现开不出药品、开不出检验检查单、写不了诊断以及各种报错，现场"攻城狮"可在群里反馈问题，后台"程序猿"会及时处理。若暂时处理不了，建议医生先接诊下一名患者。

第四关是收费。收费员的应对能力都比较强，需要注意的主要是医保病人和退费操作。此外，为处理旧 HIS 病人回来退费、打印清单等问题，我们定了 1 号窗口专门处理旧系统的事务。当然也需要准备手写单据，以防万一。

第五关是药房。主要是药品字典设置不完善，如某些药品因某种患者身份、处方类型开不出，用法、用量、用药方式等出现错误或没按医生习惯设置等。还有就是自助发药机出现故障，与新 HIS 接口不稳定，这会在上线初期造成一定影响。最后是在门诊一楼设置 C 区西药房 20 号窗口处理旧系统退药的事务。

第六关是网络服务器数据库安全。我们已安排相应的维保公司提前排查，现场驻守。

其他还需要做的工作，如在医院官网和微信公众号、电子显示屏上发布我院将升级 HIS 的公告；在门诊各区域摆放易拉宝进行公告和就医指引（见图 18-3）；在大型电子显示屏上反复播放录制的就医指引视频；向上级卫健局报告我院 HIS 升级事宜，若有市民投诉，可以帮助解释；组织好第一天在门诊出诊的医生，考核不合格、操作不熟练的不要安排上班；组织行政职能部门人员，网格化、分区域现场指引患者；院领导为最高指挥部，随时处理各种突出情况，并协调资源。

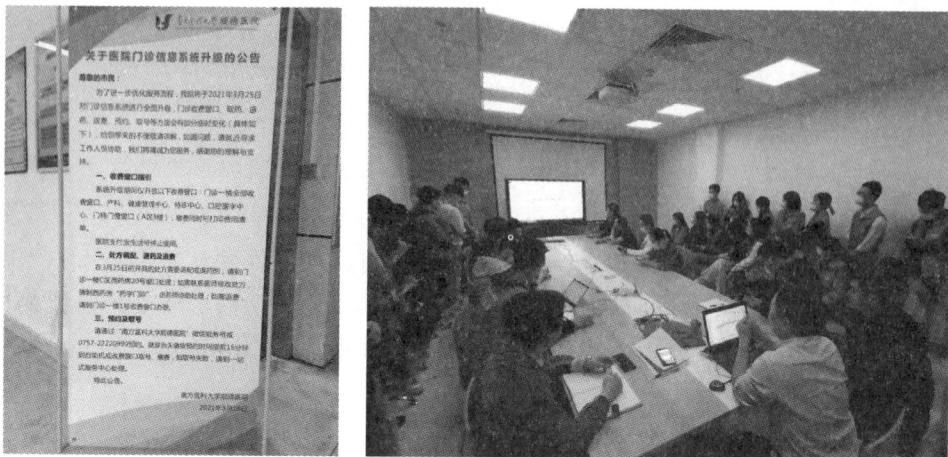

图 18-3　门诊系统升级公告和门诊系统上线前动员会

万事俱备，下令开战！

◆ 人员筹备、后勤保障 ◆

项目调研阶段，我们已经对顺德医院门诊量、床位数、科室与诊室数、医务人员数、收费窗口数、药房窗口数等医院业务规模有了大致了解，并初步估算了门诊、住院系统上线期间需要到科室驻点的工程师数量。总院门诊整体切换预计需要 70 人到科室驻点，信息科提供 20 人，项目组现场 15 人，暂且不说技术、能力要求，人员缺口就有 35 人，所需人数缺口较大。

完成需求调研后，我与部门负责人及人力资源总监进行沟通，表达了上线期间需要额外增加人力到场支援的需求，人力资源部的答复是没有问题，因为公司计划招一批实习生，可以在系统上线前到位，另外公司其他项目组也可以抽一部分人临时支援，有了人力资源总监及上级领导的承诺，我心里安定了。

系统上线前 2 周，项目组与信息科完成了上线大战前的"挖坑"与"布点"，此时需要公司额外增派的支援人数最终确认下来了，接下来就是电话"摇人"。当时公司 HIS 项目部大大小小的项目组有 30 多个，我优先从其他兄弟项目组协调能支援的人员，剩下的人员缺口再让人力资源部从其他非 HIS 部门去协调。支援人员中熟悉 HIS 的人占比越高，对我们上线就越有利。

借人是一个谈判过程，既要讲感情，也要讲技巧，用人方肯定希望支援的人越熟悉公司系统越好，最好是老员工，而借出方需要考虑人员借出后自己负责的项目是否受影响，同时希望让本项目组的新人能多参加系统上线，积累项目经验。想要物色到自己想要的人支援上线，项目经理平时就要跟兄弟项目组多联络，了解各个项目组有哪些人，这些人能力水平如何。别人需要支援时，我们也要尽量伸出援助之手。借人谈判时很关键的一点是要跟借出方明确用人时间范围，一是让借出方做好工作安排，二是打消借出方的顾虑，做到有借有还。支援人员驻场时间一般是2周左右，如果上线问题较少，则1周，问题较多则3周，尽量控制在3周以内，否则项目成本不可控，还会引起前来支援的人的不满。

不管怎样，只要人员缺口一经确认，项目经理就要想尽各种办法"摇人"，"挖坑"完成后，一个萝卜一个坑，出现人员缺口将严重影响上线效果。如果项目经理自身无法解决，就找领导，甚至领导的领导，对于公司来说上线任务高于一切。

对于大多数医疗信息化公司来说，要额外凑出20~30个有经验的工程师去支援一个项目上线，是有难度的。经过与人力资源部及公司领导多轮沟通协调后，支援顺德医院门诊系统上线的35人已经凑齐，支援时间初定2周。35人中有三分之一是熟悉HIS的，有三分之一是接触HIS不久的，还有三分之一是公司非HIS部门的，如LIS部门的、销售部的、人力资源部的、行政部门的。这个结果在我意料之中，因为驻点科室人员不需要涉及太多技术问题，人只要足够灵活、有责任心，上战场前先突击熟悉下公司HIS，在现场能解答一些用户提出的操作问题，遇到解决不了的问题能及时反馈，并跟进处理即可。针对非HIS部门支援人员，在上线前一周，项目组下发了系统培训视频与系统常见问题处理手册，要求支援人员提前学习，掌握基础问题处理方法。

值得一提的是，公司多次HIS项目上线，被评为最佳支援工程师的，往往是行政、人力资源部的小女生。她们过来支援前，能够用心学习系统、看培训视频，而且为人积极乐观、有责任心，遇到问题有跟进、有反馈，一线用户愿意找她们解决问题。

顺德医院门诊系统上线期间，公司和信息科的驻点科室工程师有70人，信息科办公室后台支援人员有10多人，加上之前借调的护士、医生及物价科、药剂科信息专员，接近上百人参与这场上线大战。上线期间如何协同作战，后勤工作如何保障，这些需要提前谋划。

上线期间，公司提供工作餐，由行政部安排人员统一订餐，午餐发放时间为中午12点半左右、晚餐发放时间为晚上6点半左右，工作餐直接送到信息科办公室，住宿也是行政人员统一预订的酒店，住宿地点距离医院步行大概15分钟。支援上线人员需要提前离场或者延后离场的，先跟项目经理报备，获得项目经理同意后，再跟负责后勤工作的行政人员报备。

为了让临床一线用户在遇到问题时能快速找到工程师，同时避免给患者带来不便甚至误解，公司准备了绿马甲，驻点工程师统一穿上绿马甲。

HIS 公司观点 2

◆ 统一协调，协同作战 ◆

上线支援人员到位后，信息科郭主任召开战前动员会，给大家讲解上线注意事项，让各方人员对自己负责的工作都有一个清晰认识，下面对上线期间各部分工作的统一协调处理情况做一个详细介绍。

1. 作战人员分类

作战人员主要分三大类，科室驻点"攻城狮"、后台支持人员与用户代表，我们按照第十七章提到的方法将"攻城狮"合理布点，再按照楼层或科室设置驻点小组，每个小组 5 ~ 7 人，选定一名有 HIS 经验的人员作为组长，挂号收费处独立一组，药房也独立一组，驻点"攻城狮"负责科室现场操作指导与问题处理。

信息科办公室作为作战指挥中心，人员包括信息科主任、项目经理、开发人员、2 ~ 3 名后台处理问题的实施骨干、信息科骨干工程师、医保物价科字典维护专员、药剂科字典维护专员。信息科主任、项目经理负责总体协调、人员调配及关键问题跟进；开发人员负责系统需求修改与 bug 修复；公司实施骨干、信息科骨干工程师主要负责问题排查、非程序问题处理及科室问题答疑；医保物价科字典维护专员、药剂科字典维护专员主要负责三大目录字典、药品字典方面的问题处理。

用户代表有门诊部主任、门诊部护士长、收费处组长、药房组长、客服中心主任、医技科室信息专员，主要负责本部门需求汇总与审核，程序修改方案建议，部门人员培训与指导，以及关键系统问题的反馈与跟进。

2. 战时通信方式

战时通信方式主要是现场沟通、微信群、电话。"挖坑布点"并落实支援人员名单后，我们制作了项目驻点人员联络表，包含驻点科室、所在楼层、驻点人员、联系电话、组长，表格人手一份，作战指挥中心若干份。用户代表负责建群，其中门诊医生、门诊护士、客服各建一个大群，收费处、药房、医技科室各建一个群，信息科作战中心独立一个群。用户群包含所有一线用户、所有驻点"攻城狮"与后台支持人员，作战中心群包含用户代表、所有驻点"攻城狮"与后台支持人员。此外，每个驻点小组有各自小组群，方便小组内交流。

3. 问题反馈与处理流程

门诊部主任、门诊部护士长、收费处组长、药房组长、客服中心主任、医技科室信息专员这几个用户代表，在项目调研阶段就参与项目中。他们遇到关键问题会直接联系郭主任或者我本人，我们收到问题后进行登记，并根据优先级进行处理。对于非紧急问题，他们先汇总，再定期统一提交给项目组。

　　临床一线用户遇到问题首先找驻点工程师，医生通常会先呼叫分诊护士，护士解决不了时再找工程师。如果是操作问题，工程师现场解答；如果是系统问题，驻点工程师能现场解决的就现场解决，现场解决不了的则看是否为卡点问题：如果是卡点问题，工程师可以将问题反馈到作战中心群，项目经理根据问题情况，安排实施工程师或者开发人员进行处理，或者实施工程师或者开发人员看到问题后直接处理，卡点问题讲究的是处理速度要快；如果非卡点问题，工程师可以跟用户解释，先登记问题，再后续处理。院方上线动员会也会强调，上线期间，不处理个性化需求，只处理系统 bug。如果微信群反馈的问题能及时处理，则在微信群里反馈问题；如果微信群反馈的问题处理进度慢，驻点工程师可以给作战中心打电话，请求及时处理。

　　除了直接找驻点工程师外，一线用户也可以将问题反馈到大群，作战中心后台支持工程师除了处理驻点人员反馈的问题外，还要处理大群反馈的问题。如果大群问题较多，处理不及时，一线用户也可以给信息科打电话。

　　我们在上线动员会上强调，医生没有下班，驻点工程师就不能离开，驻点工程师是所负责区域的第一责任人，需要跟进所负责区域问题的处理，完成处理后还要负责反馈。部分比较灵活且有较强责任心的同事会主动加一线用户的微信，方便出现问题随时沟通。后面我们发现，一般大群反馈问题较少的区域，其驻点工程师能力、责任心相对较强。

　　另外，我们要求每天下班后，各个小组需要将当天记录的问题反馈给组长，组长汇总后，将问题反馈给作战中心，作战中心每天下班前需要汇总并分析所有当天收集的问题。对于影响较大的问题，要求当即处理，当晚升级，其他问题先做登记。

　　HIS 上线确实是一个艰苦的过程，特别是门诊系统上线，将 HIS 上线比作一场战役，一点不为过。很多做过 HIS 项目的项目经理都说不想再做 HIS 项目了，但是，我觉得只要人员到位、组织得当，我们还是可以从容应对的。

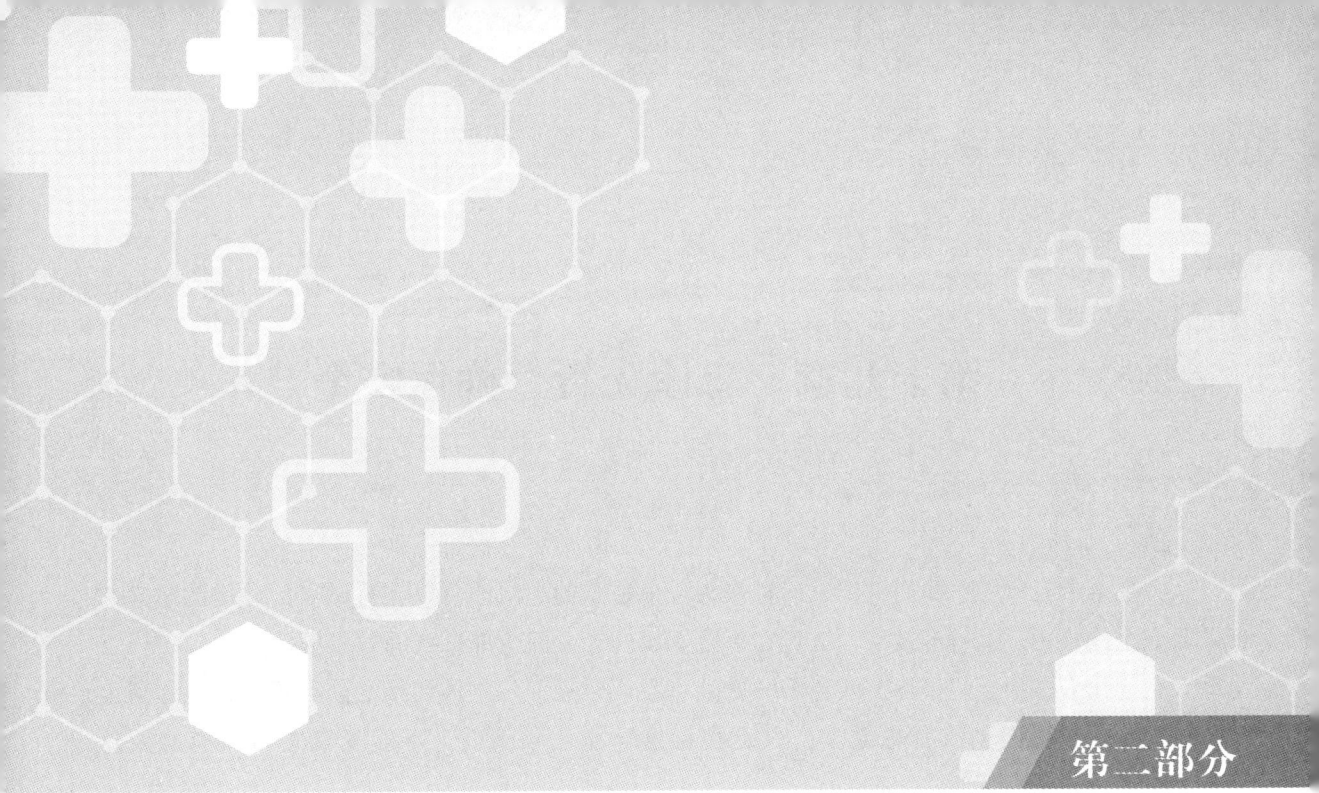

第二部分

上 线 中

第十九章　急诊先行，确保安全

在第十五章中，我们讲到急诊科作为一个独立的小门诊可以先行试点，此举的意义并非完全检验测试运行的效果，毕竟在医院下属的独立门诊部试点的效果更佳。

为什么在独立门诊部上线新 HIS 之后、总院普通门诊整体切换之前，仍要在急诊科上线呢？之前我们也没有想太多，只是觉得这样做比较稳妥，事后复盘觉得真有必要这么做。

总结主要原因有以下几点：①可以打通总院的 LIS、PACS、电子病历系统等其他公司产品，理顺新 HIS 与院内的流程是否通畅。②急诊有输液处方和注射室，可测试系统中的各类功能与接口。③急诊科是 24 小时不间断开诊的，体现"急"的特殊性，需要耗费大量的人力来保障其运行，提前上线就是练兵。④最重要一点，普通门诊切换一旦出现故障，可以有急诊科顶住，不至于全线崩溃。这就是本章的价值所在——急诊先行，确保安全。

我们都知道，当前 HIS 是医院信息化最核心、最根本的子系统。更换新 HIS 无论做多少准备工作，都不能保证万无一失。医院领导担心 HIS 上线会导致门诊就医秩序大乱，从而引起新闻事件。信息科主任和 HIS 公司项目经理担心一旦 HIS 上线出现问题，被紧急撤回，以后再上线就更困难重重了。站在安全的角度，没有必胜的把握和信心，没有投入相当的人力和时间，建议大家还是稳扎稳打比较好，先在门诊部试行，再在急诊科试行。

事实上，我们急诊科上线相当不顺利。已经在二门诊正式运行 5 个多月的门诊系统，第一天在急诊科上线就没有成功。

2021 年 3 月 18 日，已计划好正式在急诊科启用新 HIS，并且在上线前我们又做了一次单独培训。但这天病人特别多，我们从早到晚一直没有找到时机进行切换，主要是急诊科医生忙得脚不沾地。好不容易等到晚上 10 点，病人稍稍少了一点，急诊老总苏浩贤医生与我们在新系统收了一个患者，磕磕碰碰终于开出了一张处方，又陪着患者去缴费，到药房拿药，一套流程走下来，患者都着急了。即便如此，我们也当机立断，要求全面转入新 HIS。这时出现的问题就更多了，例如：医生分不清哪些是之前旧系统诊治的患者，在新系统找不到对应的患者。分诊叫号的系统就更混乱了，之前已挂号候诊的患者信息没有导入新系统，导致新挂号的患者比早挂号的患者更早就诊，引起等了很久的患者的不满，他们纷纷跑到分诊台问情况。医生工作站问题就更多了，开不了处方、找不到诊断、打印不出纸等各种情况都在发生，导致医生纷纷退到旧系统操作。系统切换让分诊台的护士更忙碌了，最后他们关闭了分诊显示屏，回收病人手中的分诊小票，采用人工排队呼叫的方式，才平息了喧闹的患者。

3月19日深夜，患者又少了一些，我们与苏医生试着又收了几名患者，把之前出现的问题都重新确认了一遍，发现的确有一些环节存在问题。二门诊没有24小时开诊，一些问题没有暴露出来，例如：预检分诊红、黄、绿患者处理的优先级，门诊输液系统对急诊药房打单数量、输液卡格式和数量的要求，绿道患者先诊疗的流程，患者身份对应受限药品和检验检查单的配置，药品规格、用法配置错误，诊断缺失和优化录入，急诊药房读取不到处方条码信息，等等。总之，大问题没有，小问题一大堆，解决不好，十分影响医生的体验，进而影响接诊速度，导致上线不成功。

折腾到凌晨2点，大家都有些沮丧，幸好完成了几单业务，还找出了一些问题，工作量足以明早上班后忙一天来修改的了，所以我让大家回家休息。上线期间，我是比较亢奋的，那段时间都是最晚走、最早到的，晚上睡不着还在想各种问题的处理办法。

急诊科上线的难度体现在医生都很急，没有时间和耐心听讲解，软件流程一旦卡壳，脾气不好的医生就会说些难听的话，或者冲进抢救室去干其他活了。患者像流水一样24小时不间断，没有办法找到切入点，更换新旧系统时，总会有些混乱。当然也有好处，急诊科患者基本都没有预约，与之前的就诊信息关联不大。急诊科上线成功，就是抢占了总院一座桥头堡，虽然艰辛，但能收获医院领导的赞赏。当全面上线出现个别问题，可以转入急诊科来处理。这就是一道防线，也是新HIS成功的底气所在。

所以19日晚上我们又择机切换了一次，除了苏医生，其他都是换班的新手，坚持没有多久，因为医生操作不熟练，导致堆积了大量患者，幸好又发现新HIS的新的小问题，总体情况比18日晚上好，但最终还是因汹涌着急的患者及其家属，又撤回到旧系统。

20日上午我与急诊科曹文伟主任沟通，急诊科必须全力以赴保证上线成功，同时我们改变晚上切换的策略，变为中午1点切换。加大人力投入，每个诊室配一名工程师，分诊台、收费处、药房、输液室各安排两名左右，出现问题立即解决，医生不会，我们帮助录入。在主程序、主流程没有故障的情况下，我们24小时安排人员盯守，坚持一条原则，不能换回旧系统。

经历两次不成功上线之后，好运气终于来临，20日中午1点切换，下午在忙碌中度过，晚上问题已较少；21日患者不多，平稳度过；22日迎来大考，但经过这几天几夜的艰难磨合，医生也逐渐熟悉新系统操作，没有再回退到旧系统。于是我们关闭了旧系统的处方录入功能，只允许查询，并一直留有工程师24小时驻守现场，直到25日普通门诊整体切换。

第二十章　普门整切，药房不乱

2021年3月25日凌晨，信息科与HIS公司还在做正式上线前的最后配置工作，医院党委胡书记转到科室，问我："扬帆，上线前的准备工作都完成了吗？有没有什么困难？"我说："一切工作准备就绪，没有困难，保证明天可以正常切换上线，书记您早点儿回去休息，等会儿我们也回去睡觉了。"

检查完所有的初始化参数配置，确认8点正式上班前可以启用，送走加班的同事后，我回忆所有环节，发现还有两处遗漏，一是西药房的自助发药机和中药房的包药机测试不充分，可能会出问题；二是分诊系统可能会出现阻塞。但这些都可以在上线过程中解决。

7点整，HIS公司约50人，信息科20人全部到齐，按照之前的网格化分工，各小组单元到指定的位置，打开电脑，再次检查各工作站的配置，静待第一名患者的到来。

7点半左右，已有患者开始在门诊大厅自助机上取号报到，也有现场挂号的，这时我接到主管副院长王华峰的电话，说自助机出现问题，患者挂不了号，要尽快解决。我院自助机的使用率非常高，患者喜欢在自助机上取号、打凭条、挂号、缴费等。若解决不及时，门诊大厅会出现人员拥堵。我们立即开展排查工作，并引导患者到人工窗口。原因很快找到，是更改了HIS的一些配置，但没有调整自助机的接口，且之前也没有在自助机上进行测试。20分钟后问题解决，领导松了一口气，但这当头一棒、出师不利给成功上线带来一丝阴霾。

庆幸的是，收费处顶住了第一波高峰，没有出现大的问题，患者顺利完成挂号、报到，转移到分诊。这个环节容易出现问题，我们每个分诊区域另外安排了两名行政人员负责引导并与患者做解释工作。虽有些乱，但还在控制范围内。有个别患者因为排队先后问题闹得厉害，我们要么给他提前安排，要么送他到急诊科就诊，这体现了急诊先行的优势。上线前我们发通知，一周内不解决分诊问题，由各分诊台的姑娘们发挥主观能动性，确保患者情绪稳定，维护就医秩序。上线一周内，重点解决收费、医生和药房出错的问题。

9点后，陆续有患者拿着处方到药房取药，自动发药机这时出现了一些小问题：接收不到处方、调剂不了某种药品。这与不能完整测试所有的处方类型和药品有很大关系，主要还是配置的原因，需见错改错，同时用手工调剂发药。当10点后大批病人排队取药时，药房系统已基本处于稳定状态。因为普通门诊没有输液，所以病人取完药基本就是诊疗的最后一个环节。

为什么普通门诊要一次性切换？主要是为了减轻门诊药房的工作量，试想如果一个药房要同时面对新旧两套系统发药，首先自动发药机不能同时接入两套系统，其次库存管理混乱，打印单据混乱，摆药混乱，叫号混乱，退单退药更是操作麻烦。加之普通门诊业务工作非连续、无夜诊，可以很好地分割清楚当天开出的处方，切换新系统后，只需留一个窗口处理旧系统处方的取药、退药，所以整切的益处远大于新旧系统并行。由此可以保证药房工作不陷入混乱状态。

全院领导和职能部门除留守人员以外，都被安排到门诊第一线，信息科也只留我一人和 HIS 公司副总李铁、开发工程师们在科室驻守。10 点半后，通过电话和微信群反馈的问题已很少了，我约上李铁，一起到门诊巡查。我们从顶层六楼开始向下走，患者的诊疗秩序都比较正常，二楼内科门诊区域，人数与往常一样多，且患者对医院更换新 HIS 也没什么感觉；一楼收费处、药房，还有自助机区域，稍有排队，没有喧闹，感觉就像往常一样，这让我们很满意，李铁感慨道："这哪像是在换 HIS 啊！"

在门诊大厅我们遇到了几个核心人物，大家一起点赞合影，如图 20-1 所示。

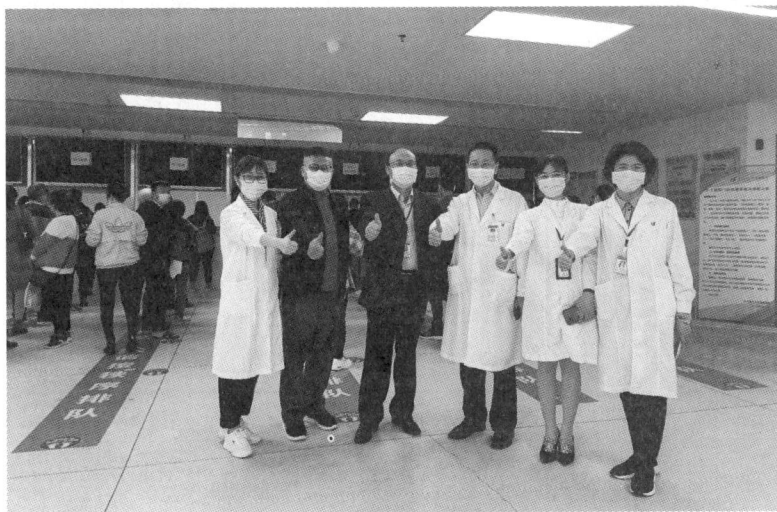

图 20-1 门诊系统成功上线点赞合影

（左起：门诊部护士长郭敏、HIS 公司副总李铁、信息科主任郭扬帆、门诊部主任魏华文、收费处组长扶英、客服中心主任胡靖青）。

到了中午 12 点，门诊部魏主任比较细心，到每个诊室去查看未完成的就诊情况，基本上如往常一样，仅十余位医生还没有下班。

上线情况比预期效果要好，一些后手都没有用上，所以我开心吃完午餐后，还美美地睡了一个午觉，居然十分香甜。

党委胡书记在全院中层干部会议上，给我们 HIS 上线打了 85 分，算是良好，还有不足，尚需努力！

◆ 应急预案，进攻退守 ◆

在第十七章中，信息科郭主任提到，上线前给医院领导回复没有应急预案的目的是给领导信心，这是项目干系人管理的技巧。由于 HIS 具有复杂性，业务具有差异性，就算项目组经过多轮联调测试，也不能保证上线不出现意外情况，而 HIS 是医院核心业务系统，医院领导最不想看到的就是因系统上线导致就医秩序混乱，系统上线安全第一。

因此，不管是急诊试点，还是普门整切，项目经理都要做好应急预案，保留退路，不能有侥幸心理，不能做背水一战。

那么应急预案应该怎么做，怎样才能做到进可攻、退可守？下面我对应急预案包含内容及编制过程做简单介绍，重点介绍系统回退方案。

第一部分是适用范围及工作原则，HIS 上线应急预案的适用范围就是系统切换过程中出现问题的应急响应。应急事件应对工作坚持统一领导、分级负责、及时反应、果断决策、合作互助的原则。

第二部分是组织架构，分领导小组与技术小组，领导小组一般由院方分管副院长及公司分管副总组成，主要职责是统一领导和指挥事件的应急工作，研究制定对策和措施。技术小组一般由信息科主任、项目经理及项目骨干组成，主要职责是执行应急措施。

第三部分是应急事件分类，HIS 项目上线问题严重等级一般分为三级：一级（严重）、二级（一般）、三级（轻微），具体分级及处理计划时长列举如表 20 - 1 所示。

表 20 - 1　问题等级分类

问题等级	问题涉及层面与影响	处理计划时长
一级（严重）	医院全部或部分核心科室系统瘫痪，严重影响全院医疗工作的正常秩序	评估恢复时间在 30 分钟以上，若 1 小时内无法解决，则启用系统回退方案，回退系统
二级（一般）	局部系统功能故障，影响部分业务	30 分钟内解决
三级（轻微）	操作问题	工程师现场指导解决

第四部分是应急事件启动机制，在 HIS 故障发生后，技术小组对故障进行分析确认，根据事件的实际情况及时进行定级。若是一级事件，技术小组须上报领导小组，领导小组对事件进行初步分析，结合实际情况宣布是否进行系统回退；若是二级、三级事件，技术小组根据应急问题处理方案，协调人员进行处理。

第五部分是各类应急问题处理方案，应急预案中前面四部分内容相对固定，第五部分内容则每个项目有一定差异，需要公司项目组有项目实施经验的人员及院方信息科共同完善。项目上线前，项目经理需要组织大家召开讨论会，可采用头脑风暴法，穷举项目上线过程可能出现的问题，并制订各类问题的解决方案，具体应急问题及处理方案列举如表20-2所示。

表20-2　具体问题点及解决方案

序	问题点	解决方案	等级	紧急联系人	电话
1	网络、服务器故障	信息科或运维公司分析故障原因，评估处理时间，若处理时长超过30分钟，则上报领导小组，启动网络、服务器故障应急流程	一级		
2	微信、自助机故障无法预约挂号	1. 引导患者到人工窗口挂号； 2. 排查微信、自助机接口故障	二级		
3	无法打印电子发票	技术组及时排查接口，如短时间内无法处理，预留患者电话，处理好问题后，再联系患者补打发票	三级		
……					

HIS上线，项目经理最不想做的事就是系统回退，但系统回退方案是不可或缺的，系统回退方案可以从以下几点进行梳理，以明确操作步骤及负责人：

第一，新旧系统患者信息处理，在第十五章中，介绍过需要进行新旧患者信息的同步，因此新系统产生的患者基本信息是会同步到旧系统的，不存在系统回退后旧系统患者基本信息缺失的问题。为了确保万无一失，系统回退后，要安排技术人员校验新旧系统患者信息是否存在差异，如果差异较大，则技术处理，进行数据同步；如果只是少数个别患者数据同步出错，则在旧系统重新手工建档，没有必要在技术上做特殊处理。新旧系统患者基本信息校验脚本需要安排人员提前编写，并且做好验证。

第二，就诊过程业务数据，包括药品、诊疗处方、检验检查申请、收费、发药等，一般分两种情况，一种是在新系统已经完成整个就诊流程的业务数据，另外一种是未在新系统完成就诊流程的业务数据。原则上，完成就诊流程的数据保留在新系统中，系统上线期间，财务科是需要整合新旧系统两套报表数据的，就诊的数据则以收费作为一个分界节点。如果是回退命令下达前已经完成收费，则患者在新系统完成取药流程，因为已收费，相应的检验检查不受影响，LIS可以正常打印检验条码，PACS可以正常进行检查登记；如果回退命令下达前，医生已经在新系统完成开单，但患者未交费，这种情况建议医生在旧系统重新开单，在旧系统完成就医流程。

这一环节涉及的技术层面操作不多，主要涉及导诊、医生、护士、药房、收费、检验检查等科室一线用户的操作，需要驻点工程师现场指导，驻点工程师需要熟悉系统回退方案，根据现场患者就诊实际情况，引导患者及医生、护士等一线用户完成就医流程，并做好患者、医务人员的情绪安抚工作。

第三，系统接口切换，前面章节讲过，HIS 上线要求检验检查等医技接口能同时对接新旧系统，因此系统回退不涉及医技接口的处理，需要进行特殊处理的是微信、自助机等患者预约挂号入口。系统回退，优先要关闭新系统预约挂号接口，从源头上切断患者进入新系统的入口，再启动旧系统接口。

一个人的力量是有限的，HIS 涉及团队作战，系统上线前，项目经理需要组织专家及业务科室负责人对系统切换方案、应急预案及系统回退方案进行讨论，制订出一套完善的方案，做到进可攻、退可守。

第二十一章　住院医保，新旧两线

　　住院系统上线，相较于门诊要温和很多。住院患者躺在床上，没那么着急，医嘱出现问题可以稍慢处理。门诊患者就诊是主动行为，流程一旦不畅顺，患者就会着急、烦躁甚至投诉；住院患者就诊是被动行为，过程都是由医生、护士、护工、陪同人员来安排的。

　　我们前期已经在全科医学科试运行了两周，正式上线前将 45 个病区分成两批，非手术科室先上，这部分患者住院周期相对较长，不像术科患者周转太快，总计投入了约 50 名工程师，每个科室、中心药房、住院收费处各安排 2 人现场指导，保证成功上线。同时，住院收费处，对非术科的入院患者，全部在新 HIS 中登记，住院医生和护士工作站需要切换新旧两套系统使用，即新入院患者只能在新系统中处理，旧系统患者尽快完成治疗安排出院。此处的关键在于要盯住收费处，只管把非术科的入院患者登记进新 HIS，不要担心病房是否接得住，因为一旦开了医嘱，再返回旧 HIS，只会更麻烦，大家只能齐心协力一起往前走。

　　2020 年 8 月 3 日，我院正式切换 23 个非术科病区的住院信息系统。各负责区域的工程师已经提前到达指定的现场，由于这天是周一，入院患者比较多，收费员的操作虽然还不太熟练，但逐渐开始有患者信息进入新 HIS，病区护士站为待入科的患者安排床位，登记完善患者基本信息、管床医生等。医生开具各类检验检查医嘱、药品类医嘱、治疗类医嘱，护士执行后，医嘱单开始流向中心药房、LIS、PACS 等系统。各药剂、医技科室陆续接收到新 HIS 的发药单、申请单，确认、登记后又进入各自内部流程，直到结果返回医生、护士站。住院系统就像一股溪流一样，先由收费处登记开始流淌，经过病区床位开始驻留，然后在各医技、药剂部门来回流动，最终又返回收费处结算出院。

　　大约 10 点钟，我与信息科副主任郑华国从住院部 3 号楼第 20 层开始向下巡查，前两层都相当平稳，第 18 层是住院患者较多的科室之一 ——消化内科，这个科室有 2 个病区，日常在院患者有 100 多人。我们安排技术水平相对高一些的工程师在此驻守，他们正在与医生和护士努力应对新进的患者。我被科室杜大主任叫到他办公室喝茶，杜大主任想法比较多，人也相当热情，他先泡了一大杯龙井茶，然后又递来一支烟，我们先聊了一下当前疫情形势，然后他谈道："其他医院都可以在手机上远程指导胃肠镜操作，主任们在外开会或在家，不用赶回科室，咱们医院什么时候可以达到这个水平？"我喝了口茶后回复："我们医院用了 20 年的老 PACS，现在连接新旧两套 HIS 都费劲运转呢！对不起老哥，这事还得从长计议。"

医院换新 HIS，不可避免要与所有连接 HIS 的系统做接口，我们上线前必须要做的子系统有 35 个。最大的子系统就是 LIS、PACS，也有使用第三方的电子病历系统等，在没有上线集成平台的情况下，这些系统都需要同时连接新旧两套 HIS，还要保证能正常运行，这是换 HIS 最复杂、工作量最大、最容易出错的地方。由于旧 HIS 的源代码由信息科维护，我们采用了相对简单的方法，就是将新 HIS 需要交换的数据写进旧 HIS 数据表中，与其他系统交换的事务由旧 HIS 去完成。这减少了很大风险，解决了部分第三方公司不配合或收取接口费的问题。

后面的巡查相对简单了很多，到各个科室转一转，让现场工程师做好指导和解释工作，把临床反馈的问题记录下来，简单紧急的问题立即处理，复杂不急的问题收集起来，晚上集中处理。最后到住院收费处，已顺畅很多，难点在于随后几天的病人出院结算。

总体看来，我们住院第一批上线还比较顺利，大部分流程都是通畅的，有两个地方比较混乱。一是中心药房。新旧系统病人分开导致摆药乱和退单多，主要是库存管理无法准确，上线前我们只能在新 HIS 的中心药房设置一个较大的虚拟库存，所以退单退药比较多。只有等到月底全部结清旧系统患者信息后，重新盘点，才能核对清楚旧 HIS 加上新 HIS 消耗的虚拟库存数。而我们信息科另外一名副主任何敬成，他是副主任药师，在中心药房蹲守了三天，解决了很多问题，终于基本理顺这些数据。二是护士站患者一览表大屏。新旧系统的患者显示经常出现混乱，由于原来的公司拒绝提供接口，我们只能重新在旧 HIS 填写住院床位信息表，因为患者换床、换病区常有发生，信息读写的轮询机制处理得也不是很好，床头的小显示屏采用串口方式连接，信息更新速度慢。后来实在没有办法，花了 10 多万元让病房呼叫系统的公司改了接口，这是层层转包的项目，那家公司至今没有全部收回款项，刚好借这次医院换 HIS，通过收取接口费来回本。这都是业内现状，没有谁对谁错。

20 年前，我们只花一个晚上就能换 HIS，将旧系统患者全部结转，方式有出院结算、中途结算，或计算各财务分类费用，预交金记录，批量导入或手工补录进新 HIS，十分简单利落。现今，医保十分强势，想把旧 HIS 的数据完整无误搬进新 HIS 难如登天，也有 HIS 公司这样做，但出现很多很难处理的问题，例如新旧 HIS 的基础编码会不同，一定有增减停用；不同时期收费项目单价的变化，导致无法还原医嘱费用当时的状态。也有公司可能只转移患者收费的明细表，做好新旧两张表的对照关系，这个工作量也相当大，我们没有尝试，不知道能不能顺利衔接。如果旧 HIS 已经连接了更多其他子系统，这样一次性结转会产生很多不可预知的问题。

三甲医院的平均住院天数一般不会超过 10 天，我们医院是 6.8 天。新旧系统分开，虽然在将新旧患者信息并行时医务人员的工作量会加大，但不会增加患者信息出错的概率，这就是常规的"老人老办法，新人新办法"。何况并行的时间不会太长，在此我们建议还是新旧两线并行比较稳妥。

　　系统在非术科室上线一周后，我们开始统计在旧系统的患者，然后每日通报并督促科室尽快将旧患者结算出院。最后两天刚好是周末，我们还特意减少现场工程师，让他们休整一下，8月17日再战术科的22个病区。有了之前的经验，这次上线更为顺利，住院收费处所有新入院的患者信息全部登记进新系统。术科患者周转相对较快，8月30日，全院仅剩几个自费患者没有出院。我们将他们的费用全部按收费细目汇总，结转到新HIS，至此经过一个月时间，住院HIS全部更换完毕。

第二十二章 网格服务，划区而治

在项目范围管理中，有一个重要的内容就是做"工作分解结构"（Work Breakdown Structure，WBS）。再庞大的信息系统，总可以逐步细分成一个个"工作包"，即最小可交付成果。HIS 上线期间，每一个科室，每一个护理病区，每一个分诊台，每一个收费处、药房，都可划定为一个工作包。

近年来，由于疫情管控，全国都实行网格化管理，包干到户，责任到人，起到了很好的防控效果，这是项目管理中基本方法学的运用。在 HIS 项目中，网格划分的原则：一是按子系统功能模块，二是按物理区域位置。要保证网格疏而不漏，就要将上线子系统功能模块覆盖到的物理位置都考虑到，根据上线计划调配网格中的人力资源，例如：我院新 HIS 住院系统切换，就分成两批，先上非手术科室，在住院收费处和中心药房加大人力安排，虽然网格中我们已经规划了术科的区间，但第一批不安排人力。一周后，非手术科室基本切换完毕，再将人力调配到术科网格中，这时住院收费处和中心药房已经操作熟练，不需要太多人手，也无须人员驻守。图 22 - 1 是我院新 HIS 住院系统上线人员安排表。

现在各大 HIS 公司，喜欢长痛不如短痛，采用大兵团集中上线切换的方式。这有一定好处，但也存在一些问题：

（1）人员素质参差不齐。有的公司为了凑足上线人员，将刚毕业的、行政后勤岗位的人员都拉到医院，他们虽然经过一些培训，但在 HIS 上线关键时期，缺乏相应的技术能力和应对复杂问题的能力，可能会发生与临床医务人员吵架的现象。

（2）人员管理难度较大。几十、上百人同时集中在信息科，吃饭、午休，甚至上厕所都人挤人，特别在疫情期间，人员密集聚在一起长达一周甚至一个月时间，容易滋生问题。

（3）临床科室工作空间有限，工作很忙。有些工作空间只能容一两个人转身，若工程师代医务人员操作，工程师进出困难；若工程师指导医务人员操作，又不能一直待在电脑旁边，影响医务人员做其他工作。所以工程师的现场指导能力要很强，不能耽误医务人员工作。

（4）人多解决不了技术问题。HIS 的核心在于软件，如果某个功能点不能立即解决，则临床错误很难避免。例如我们在上线初期，HIS 与电子病历系统分属两家不同的公司，时常出现电子病历系统调用 HIS 的患者信息不属于同一个人的问题。这个问题很严重，在两家公司没有优化好接口及校验机制之前，只能靠医生仔细辨认了。

第一批上线人员安排：2020.08.03

序号	病区	地址	公司人员	信息科人员
1	新生儿区	2号楼3楼西	陈志海	黄李界
2	心血管内科三区	2号楼10楼东	李继敏	刘永平
3	冠心病监护病房（CCU）	2号楼10楼东	李继敏	刘永平
4	呼吸与危重症医学科一区	2号楼17楼西	黑清福	柯宜俊
5	呼吸与危重症医学科二区	2号楼17楼东	黑清福	陈建军
6	消化内科一区	2号楼18楼西	陆嘉力	覃世琼
7	消化内科二区	2号楼18楼西	陆嘉力	覃世琼
8	内分泌与代谢科	2号楼19楼东	胡小惠	陈曙阳
9	肾病科病区	3号楼5楼	刘博楷	袁扬力
10	康复医学科病区	3号楼6楼	覃国耀	庞海师
11	神经内科一区	3号楼8楼	黄常道	黄河一
12	神经内科二区	3号楼9楼	刘扬	黄河一
13	心血管内科一区	3号楼10楼	黑嘉贤	刘永平
14	心血管内科二区	3号楼10楼连廊	陆沐梅	刘永平
15	儿科二区	3号楼11楼	黑芬雅	黄李界
16	核医学科病区	6号楼1楼	陈华霆	杨国强
17	肿瘤医学中心一区	6号楼2楼	刘海霆	马志联
18	放射治疗科病区	6号楼3楼	叶耀荣	刘鸿
19	血液内科、干细胞移植中心	6号楼4、5楼	黄超海	韦嘉杨
20	中医老年病科病区	6号楼5楼	杨海昆	韦嘉杨
21	感染性疾病科一区	7号楼2楼	严继道	何相锋
22	感染性疾病科二区	7号楼3楼	严继道	何相锋
23	中心药房、中药房	2号楼2楼 1号楼C区1楼	刘博楷	何敬高
24	住院收费处	2号楼1楼	覃萍	郑华星

第二批上线人员安排：2020.08.10

序号	病区	地址	公司人员	信息科人员
1	急诊病房	2号楼1楼西	叶耀	覃斌
2	重症医学科二区	2号楼3楼东	陆嘉力	陈继军
3	整形美容外科、烧伤科、皮肤性病科、疼痛科病区	2号楼5楼西	黑清福	陈曙阳
4	脊柱外科病区	2号楼6楼西	刘博楷	覃宜俊
5	创伤骨科病区	2号楼6楼东	刘博楷	黄劭明
6	肝胆胰脾外科一区	2号楼7楼西	刘扬	黄河一
7	肝胆胰脾外科二区	2号楼7楼东	刘扬	黄河一
8	胃肠外科一区	2号楼8楼西	刘海霆	刘永平
9	胃肠外科二区	2号楼8楼东	刘海霆	刘永平
10	胸外科、小儿外科病区	2号楼9楼西	刘志霆	黑志海
11	眼科、口腔颌面外科病区	2号楼9楼东	刘志霆	黄李界
12	心脏大血管外科病区	2号楼10楼西	陆沐梅	陆嘉贤
13	妇一科病区	2号楼11楼西	李继敏	林茂汇
14	妇二科病区	2号楼11楼东	李继敏	林茂汇
15	产前区	2号楼12楼西	郑永福	袁扬力
16	爱婴区	2号楼13楼东	郑永福	袁扬力
17	神经外科一区	2号楼14楼西	覃萍	马志联
18	神经外科二区	2号楼14楼东	覃萍	马志联
19	泌尿外科一区	2号楼15楼西	杨海昆	李嘉明
20	泌尿外科一区	2号楼15楼东	杨海昆	李嘉明
21	耳鼻咽喉头颈外科病区	2号楼16楼西	陈志海	袁扬力
22	甲状腺乳腺血管外科病区	2号楼16楼东	陈志海	袁扬力
23	VIP医学中心二区	2号楼20楼东	黑嘉贤	刘鸿

图 22-1　上线人员安排

HIS 上线就像我们布一张网、一份作战地图。首先要考虑全面，不能有漏洞，不然上线时就可能在这个漏洞上出问题，特别是流程上的重要节点不能遗漏；其次这张网要织得结实，这个看 HIS 产品本身的健壮性、可配置性、程序代码质量和运行的效率；再次是具备快速解决问题的能力，上线 HIS 一定会出现各种各样的已知和未知的问题，十分考验项目组的应急处置能力，投入人力资源的多少及人员能力综合水平会直接影响上线的效果。

网格有大有小，事情有轻重缓急。重要的网格需要安排特殊的人力提供服务，例如收费处、老专家诊室、医院领导的诊室、经常投诉的科室等。凡是对 HIS 上线有较大抵触的科室和个人，凡是喜欢投诉的科室和个人，凡是不愿意改变工作习惯和不理解信息化的科室和个人，都是我们 HIS 成功上线的障碍，这一小部分人有可能毁掉辛苦几个月的准备工作，导致上线不成功。因为他们有一定影响力，又爱发出不和谐的声音，关键是他们说的某些内容也都没有错，正是我们 HIS 正在发生的错误，容易将我们上线的大好局面引向不利的方向。第二十六章会专门讲述这方面内容，在此主要是提醒大家注意网格内的"鲶鱼"，不要让他们破网，争取在网格内解决问题，要关注他们、关心他们、尊重他们、倾听他们的需求，快速解决他们的问题，这就是"治"。

每个工程师都有自己的性格特点。要针对网格内不同的服务对象安排合适的人，例如：有些工程师比较佛系，服务态度很好，从不与人顶嘴，可以将其安排在投诉比较多的科室；女性工程师可以安排在老专家出诊室和妇产科特殊诊室；技术水平比较高的工程师可以安排给喜欢较真的医生，以技术服人；脾气比较差的工程师可以安排给一些不爱学习、不愿改变习惯的佛系医生；信息科工程师最好安排到其家属所在的、经常服务的或与他们关系比较好的科室；信息科主任和 HIS 公司项目经理安排给医院领导，以一起解决领导的疑问。

HIS 上线，人的因素是第一位，其次才是技术，人的问题解决好了，解决技术问题也会轻松很多。网格服务，划区而治，是真正面对面解决问题的阶段。用对人、做对事，从来都不是简单的事，所谓谋事在人，也是一个成功项目经理必备的素质。

HIS 公司观点

◆ 合理布点，突击培训 ◆

在本章中，信息科郭主任强调，用对人，做对事，我对此深有体会，我在顺德医院项目遇到的人员安排方面的问题，在其他项目同样也有遇到。上线期间，临床一线是主战场，驻点工程师的性格特征、处理问题的方式与态度直接影响问题的处理效果，技术水平反而是次要的。当然，医生、护士、患者等相关方也是影响问题处理的关键要素。正如信息科郭主任所说，HIS 上线，人的因素是第一位，上线前，除了合理安排驻点人员，对驻点工程师及一线用户的突击培训也很重要，下面我对上线人员安排补充几点意见。

首先，人员分组需合理，公司增派的驻点支援人员来自不同部门，项目经理需要通过多种途径，大致了解每个人的技术能力、性格特征，可以跟人力资源部或者支援人员的直接上级、同事进行了解。另外，驻点科室的大致情况也要跟信息科沟通了解，比如医院领导在哪个科室、什么时间出诊，哪个科室的医生、护士比较好沟通，哪个科室的医生、护士脾气比较大等，这非常考验项目经理的人际关系及沟通能力。

网格服务，划区而治，讲究合理搭配，照顾到全院所有科室，每个区域既要安排技术能力强的，也要搭配沟通协调能力突出的；医院领导、老专家诊室，需要重点关注，尽量挑选业务能力强、熟悉系统操作的工程师驻点。

另外需要预留机动人员，上线过程中，对于问题较多的区域，安排机动人员进行支援，也可以从其他问题较少的区域抽调人员。项目经理需要随时关注各个区域的情况，动态调整驻点工程师，如果发现某个区域工程师与科室相处不融洽，也需要及时调整。

其次，项目组要对上线过程可能出现的问题有预判，整理出上线常见问题清单及问题解决方案。除了问题清单外，还需要整理一套与科室进行沟通的规范或者话术，避免出现由于沟通而导致的矛盾。问题清单与沟通规范需要提前发给驻点科室工程师，让他们提前掌握。此外，在上线动员会上也需重点强调问题清单，算是对能力水平参差不齐的驻点工程师的加强训练。

最后，也是项目经理容易忽略的一点，即对临床一线用户进行突击培训，这块最好由临床科室负责人完成。顺德医院 HIS 上线前，就是由门诊部主任魏华文对系统上线注意事项与应急措施进行讲解的。魏主任本身是一名医生，在系统上线前，他已经认真学习了门诊系统的操作，并且已提前安装系统、提前实操，对系统的优缺点及可能出现操作问题的地方都比较了解，而且他知道医生关注什么，期望与担忧什么，能站在医生的角度对医生进行突击培训，效果优异。

魏主任对于管理有较高要求，前期系统准备阶段对项目的参与度也较高，他了解系统建设的一般规律，清楚系统需求提交流程，也认同上线前期不处理个性化需求的倡议，因此上线动员会上他也跟医务人员倡导：先学会使用系统，再提出改进意见。另外，他提议上线前期，先减少医生排班号源数，待医生熟悉系统操作后再回复正常接诊量，这一举措有效减轻了医生们由于操作不熟悉带来的压力。

我实施过十几个大大小小的 HIS 项目，上线期间，有医生被气得摔键盘的，有工程师被骂得哭鼻子的，也有护士因为无法按时下班向院领导哭诉的，这些与上线初期系统操作不熟练和系统不稳定有关。如果我们合理做好上线支援人员的安排，驻点工程师能够认真负责地跟进问题处理，我们还是可以逢凶化吉，大事化小，小事化了，挺过 HIS 上线难关的。

第二十三章　上线一周，只管错漏

　　更换 HIS 总会伴随大量新的问题和操作习惯及规则的改变，有 HIS 公司或医院说无感切换 HIS，我认为这是不可能完成的任务，只能说是新系统沿袭旧系统的操作习惯比较多，或者上线过程及培训工作把控得比较好，或者安排的技术人力足以一比一匹配医院上班的操作人员。即便如此，也很难做到无感，这是由 HIS 本身操作的复杂性决定的，不可能像游戏或者类似小程序一样简单，有约定俗成的界面风格和操作方式，不用学习都可以直接上手。HIS 一定要经过严格培训和反复操作才能达到熟练的程度，并且 HIS 一直处于功能不断增加或规则不断变化的过程中，需要一线操作电脑的人员不断掌握新的更新内容，而这个不断更新一般持续一年的时间，HIS 项目验收后才逐渐减少。

　　一家医院换 HIS，有两种情况，一是更换不同公司的；二是更换同一家公司的最新版本。不同公司的 HIS 从界面设计到数据结构都有很大不同，内部的流程逻辑更是各有千秋，所以新 HIS 很难兼容旧 HIS。也有医院先上线集成平台，让新旧 HIS 都通过平台进行数据交换，这也是一种解决上线并行的思路，但投入的成本很大，且使用的周期很短，除非医院需要 HIS 切换足够安全，且不在意时间、人力和投入的资金，旧 HIS 的改造将是一大笔费用投入，也并不能保证一定不会出错。同一家公司的 HIS，更换系统只能是版本跨度已足够大，可能已经更换了技术架构、开发语言和数据库，国内 HIS 公司基本没有能够无限期兼容以前版本的产品，所以这种更换如同换另一家公司的 HIS，只是无须旧 HIS 公司的配合而已。

　　前面讲这么多，无非想说明一点：HIS 上线很难，一定会出现问题，一定会有投诉，一定会不断更新升级版本。

　　当我们深刻理解了这一点，就需要寻找对策，保证上线不乱，平稳切换。所以我们在上线动员会和医院 OA 系统上发布通知：上线第一周只处理软件系统错误和流程上的问题，不收集、不处理个性化需求。

　　这个提前告知的效果很好，医生没有提个性化需求，让我们能专注于修正流程上的小瑕疵、程序逻辑上的错漏、字典配置上的错漏、接口上的不严谨及优化工作。其实刚上线时，医生们也很紧张，能顺利开出处方是最大的任务，患者不管你是使用新 HIS 还是旧 HIS，技术是先进还是落后，他只管医生别耽误他就诊。我们前期减少挂号预约数量也是很好的方法，上线第一周，医生平均开处方的速度肯定低于使用旧系统，根据医生排班，有的专家一周才出一两次门诊，所以第一周基本上都是在熟悉新系统。

上线初期，出现问题最多的就是药品和检验检查治疗项目的配置不全、不准。我们在药剂科、医保物价科和检验科各抽调了一名负责字典的同事，到信息科办公一周，随时解决临床医生开不出单的问题，效果很好，一般从接到问题到解决问题就一分钟的事，患者在医生诊室等待的时间几乎可以忽略不计。经过实战锻炼，负责各子系统字典维护的同事，在返回科室后也能够熟练进行维护。

规则的变化是医生最难以接受的。我院新门诊系统在医生开完处方后，一定要点击"完成就诊"按钮，费用账单才会传到门诊收费处。很多医生不习惯此操作，导致患者到了收费处缴不了费，又回去找医生，让医生和患者都很恼火，说新系统还不如旧系统方便。那么为什么一定要点击"完成就诊"按钮呢？为什么旧系统不用呢？我们梳理了旧系统的流程控制，并向医院领导解释这样设计的原因：旧系统是在患者缴费时读取最新的处方信息，那么患者在离开医生诊室到收费处这个区间，医生是可以随时更改处方内容的，而患者手中打印签字的纸质处方的内容不会改变，那么可能出现医生在患者离开后修改处方内容，于是在收费、发药、打印检验条码和检查预约时，负责任的窗口人员就会发现纸质处方与电脑上的信息不一致。

不要问为什么会发生这种情况，我只能说很多基层医院出现这种事是司空见惯的。医生的随意性太大，改动处方后没有主动告知后续的经手人。现在新 HIS 要把操作规范化，点击"完成就诊"按钮，就是让医生来确认是否真的开完处方了。这个确认的过程就是对医生的约束，让患者从离开诊室到收费处，没有真空地带，要修改处方只能取消就诊，重开还要再点击"完成就诊"按钮，患者才能进行缴费。过程都留下记录，医生也无法抵赖。这个按钮让收费处、药房等窗口人员很满意，但医生觉得这为他们增加了麻烦。对于这个功能，我们一直坚持没有改，现在医生已经习惯了，估计哪天取消了这个按钮，他们又不习惯了。

其实绝大部分医生不会随意改处方，但计算机软件设计就是要杜绝少数人钻空子，我们有很多规则设计得很复杂，把系统搞得很臃肿，稍不注意，规则就会相互打架或遗漏某个条件，关键还拖慢系统运行速度，导致被投诉。由信息科当这个"背锅侠"真是很冤！每条规则的背后，一定有出处，要么是政策要求，要么满足管理的需求，在满足一部分人的要求时，可能会为另一部分人带来麻烦。所以后来只要有类似的规则，我就让需求部门去协调其他使用部门，协调完，再提需求给信息科，这个锅咱们背不起！

我院在门诊上线新 HIS 第一周，真的很安静，不像有些医院一样，整个门诊大厅都是乱哄哄的，但也不是无感上线，我们把焦点都暂时集中在能正确开出处方上。每天医生下班后，我们都会集中一线人员，由区域小组长收集并汇报还没有解决的需求，然后讨论解决方案，程序员基本都是连夜加班到深夜两点，下班之前再发布一个新的版本。

外面的黎明静悄悄，每一份安定的背后，都留下 HIT 人艰辛的汗水！

第二十四章　保障主干，枝蔓后补

新 HIS 一旦启动，就好似一条新开的大渠，闸口打开，患者像流水源源不断涌入，又向不同的子系统奔流而去，势不可挡，越来越大、越来越急。每个工程师各负责一段渠沟，保证水流通畅，若略有阻塞，则需要迅速疏通，其间不用管浪花是否好看、动作是否标准、指引是否准确，必要时还要手工挖开一些土石方，保证水流通过；若有突兀而出的大石挡路，即便架管翻石而过，或借旁道引流，就算速度变缓，断断续续，也要保证全线不能断流。

HIS 刚上线时，不怕出现小故障，最怕出现致命性问题，例如：数据库严重死锁、性能急剧下降，还找不到原因。我们就遭遇过多次，每次原因都不一样，有并发用户数设置太少的，有查询关联大表时间过长导致医嘱表锁死的，有医保服务器故障导致 HIS 接口返回不了数据库而影响挂号、开单、缴费的。

一般情况下，HIS 发生数据库阻塞是一个渐进的过程，开始有人说系统很慢，我们大都不会理会，慢的原因太多了，比如有的医生 100 多天没有关过电脑。但一旦有不同科室都开始反映电脑很慢，那就一定是系统出现了问题，排查的顺序一般是先看网络是否通畅，再看服务器、硬盘是否故障，然后看中间件、接口服务等是否停止运行，最后看数据库日志、CPU、内存、进程是否正常，极少情况是病毒等安全因素影响。

多数情况是进程出现了死锁，那就结束进程吧，但因为没有禁止用户重新登录，刚结束完又会死锁。因为此时 HIS 并非完全不可用，偶有成功挂号或开出处方的，所以大家都在不断重新登录，尝试各种操作，甚至不断重启电脑。患者开始大量滞留，临床科室的主任、护士长们也顶不住压力，开始不断给信息科打电话，导致信息科的电话一直占线，信息科主任一边忙于救火，一边在手机上不断解释，医院领导也开始质问维修进展，可问题的原因还没有找到，谁也不知道什么时候可以修好。此时已不允许技术人员再慢慢排查，须当机立断恢复系统，这是考验信息科主任决断力的时刻：核心系统在 30 分钟内还不能修复的情况下，应启动应急预案。单机收费在全网络的环境下很难起到作用，手工单据才是救命的良药，但我们上线至今没有使用过手工单据，因为后期补录数据相当麻烦。这时重启所有的 HIS 服务器是最佳的决策，无论哪个进程死锁，在重启后都会自然解锁，原有发起进程的电脑与数据库的连接会中断。现在的 HIS 都相当庞大，如果还上线了集成平台，重启持续的时间会比较长，一翻重启下来少则 10 分钟，多则达半小时至一小时，并且重启的风险也相当大，先关/先开哪台服务器也很有讲究，一旦操作失误，导致无法连接数据库，那就真正全线崩溃了。

所幸我们从第一次全面重启服务器，到后来重启某几台或某台服务器，一直没有发生数据库宕机的情况。现在通过事后排查日志，我们找到了原因，逐步修复了系统漏洞，优化了硬件数据库配置和 HIS 的性能等，已经有半年多没有发生过数据库死锁的问题了。同时，我们也做了熔断机制，设置了与外部接口的开关，例如：全省医保平台出问题的概率比 HIS 还高，为此我们做了一个开关，若确认是医保平台的故障，且暂时无法修复，我们就关闭医保接口，所有患者走自费流程。我们还成立了应急小组，做了一些指示牌、电子显示屏，还配置了随身扩音器来发布信息。无论信息系统出现哪些状况，都有对应的应急处置预案，主要目的就是保障患者就医秩序不乱，不引发投诉和媒体负面报道。

HIS 上线前期，只要不是数据库的严重问题，而且基本医疗流程基本畅通，无论再磕磕碰碰，也要顶住压力不倒退回旧 HIS。不然，下次再切换系统的困难就更大了。

大量需求的出现并不是在 HIS 上线前，而是在上线后，只有真正投入使用，用户才会提出他们认为合理的需求。所以出现问题是必然的，临床一线操作人员不满是可以理解的，前期我们可能会不断开表来直接修改数据①，甚至会批量处理错误的数据，这都是正常的。只有度过这个阶段，后面开表改数据的机会才会越来越少，再以后都是通过程序界面来完成数据修正。

保障主干，是程序主要流程环节不能出现错误和阻塞。但 HIS 公司和医院都希望刚上线的系统是完美的，这会导致进入另外一个陷阱，即枝蔓太多，华则华丽，完则完善，但操作起来的限制条件很多，反而影响切换的效果。旧 HIS 往往因为前期设计较为简单，医生、护士、收费员等随意性都比较大，权限控制得比较宽泛，他们能够不按"规矩"完成很多操作，例如：收费员可以直接退掉患者的费用；护士可以不用校对医嘱直接执行发送；医生不管是否所有的费用都上账就可以直接开出院医嘱，等等。

再好的软件系统，只要是带来麻烦的，都会被打上"新不如旧"的标签，医院领导不太会去深究你的设计原理，他们大多是医生出身，潜意识会认为软件是帮助医生的，为什么花这么多钱，反而把医生们搞得怨声载道？脾气不太好的领导可能会大骂信息科主任一通，若某个领导对 HIS 公司不太满意，甚至会用临床意见太大的借口叫停此项目。我们常说信息化是一把手工程，若一把手没有亲自参与项目，他是很难理解上线过程中发生的这些问题，也很难为信息科站台，向医生讲道理。感情的天平一旦偏向医生太多，信息科与 HIS 公司推进项目的过程就很艰难。

所以，上线前期，可以适当把权限放宽一些，不必要的限制能放则放，旧系统沿袭的习惯能给尽给，待系统稳定后再逐步收拢限制，这是比较稳妥的方法。

---

① 打开数据库，直接在数据表里面修改。

HIS 公司观点

◈ 需求产生阶段与应对策略分析 ◈

上线一周，只管错漏，保障主干，枝蔓后补，这些都是 HIS 项目上线前期最优的需求应对策略。正如信息科郭主任所说，这一阶段我们的工作重心在于处理流程上的瑕疵、程序逻辑上的错漏及字典配置上的错漏等。相较于个性化需求，这些问题是优先级最高的问题，因为个性化需求未实现不会阻断业务，而系统 bug 或基础字典错误会阻断部分甚至整个系统业务，不及时处理将会出现项目上线失败、系统回退，这是项目经理最不可承受的。

上线前期，需要严控需求，事实上，HIS 项目需求的产生有一定的规律，需求产生主要有几个阶段，分别是调研阶段、培训阶段、上线初期、验收阶段、运维阶段。针对不同阶段产生的需求，项目组与信息科乃至院方关键相关方需要形成一致意见，采用不同应对策略。

调研阶段，项目组需要重点关注的是系统总体流程，以及科主任及以上级别的医院管理层的要求。调研阶段的主要工作也是梳理核对业务流程，确认系统上线功能及第三方系统接口。本阶段产生的需求主要是流程管理方面，操作便利性方面的需求不多。需求处理优先级可以分为上线前完成及上线后完善两大类，我们重点关注上线前完成需求，需求完成后，出具系统联调测试报告，标志着系统已经达到上线标准。

培训阶段，临床医生和护士、收费处、药房等一线用户开始接触新系统，他们已经非常熟悉旧系统的操作，大到功能菜单排序，小到快捷方式，而刚刚接触新系统，他们可能会不习惯，操作习惯性需求开始逐步增加，当然培训阶段真正沉下心来操作系统的人不多，需求增量还不算大。在培训前，讲师会声明：系统上线初期不处理个性化需求，大家先熟悉新系统操作，系统上线一周后，再按照优先级处理个性化需求，培训过程产生的需求都会进行登记。培训结束后同样将需求分为上线前完成及上线后完善两大类。本阶段产生的需求都是一线用户提出的，大部分是怀旧性需求，但如果需求影响医务人员效率和医疗质量安全，建议上线前完成，以免上线后出现大范围的反对声音。

上线初期，一线用户正式使用系统，由于对新系统操作还不熟练，各种操作便利性需求开始大量涌现，用户往往对这类需求催得比较急，但都不影响系统流程，属于非阻断性问题。随着系统使用范围扩大，试点运行阶段未发现的系统漏洞、基础字典错漏、系统接口缺陷也会逐渐暴露，这类问题影响业务流程，可能会阻断部分甚至全部业务。此时，项目经理、信息科主任、公司领导及院方领导都要能扛得住来自一线用户的压力，坚持"上线一周，只管错漏，保障主干，枝蔓后补"的需求处理策略，优先处理卡业务的问题，上线 1～2 周后再处理个性化需求。

验收阶段，需求实际上已经不多，但是为了提高客户满意度，让系统验收更加顺利，我们一般会主动收集一些个性化需求。由于系统基本趋于稳定，该处理的 bug 及疑难杂症也处理得差不多，我们有更多的时间处理个性化需求，因此需求处理的速度会比较快，用户没有太大意见。本阶段需求可以通过走访科室收集，也可以在院方 OA 系统上发布收集需求的通知，让各个科室集中提交系统改进意见。完成需求收集后，还要进行需求确认，简单的电话确认，复杂的面对面确认，然后再将需求进行优先级分类，可分为验收前完成及验收后完成两大类。HIS 只要一天还在用，就会有新需求产生，我们没法做到完成所有需求才验收系统，如果是这样，HIS 将永远无法验收，因此医院需要接受将需求分为验收前完成与验收后完成两大类，只要双方商定好即可，验收后完成需求可以录入验收备忘录，乙方给出正式承诺，验收后多长时间内完成备忘录问题处理。验收前的需求收集截止之后产生的新需求，则不纳入验收范围，但需要在免费维护期内完成。

运维阶段，本阶段需求的产生主要是因为业务变化，或者有新的政策要求，需求量具有一定的波动性。需求紧急程度主要看是否属于政策性需求，比如医保政策性需求，政府便民、利民性需求等，往往有时限要求，这类需求结合实际开发工作量及院方要求时限，按照双方约定计划完成即可。

顺德医院 HIS 项目从入场到验收，共收集处理有效需求 2000 多个，其中门诊系统、住院系统各占一半，约占 70% 的需求是在系统上线前及项目验收阶段处理的，上线前期处理的需求不到 30%。项目组在上线前期刻意控制需求处理进度，为的是能顺利完成系统切换。只有系统上线成功，才能谈系统的完善与优化。

第二十五章 需求版本，一日三变

HIS上线的幕后英雄是一帮日夜奋斗在信息科办公室（或公司研发中心）的"程序猿"，所有来自一线的需求和压力，都由他们在键盘上用一行行代码来解决。虽然他们听不到医生的牢骚和患者的抱怨，但实施的"攻城狮"用着急的表述，以及不断催促"搞好了没有？""还不行吗？""下面顶不住啦！"等话语，导致他们连喝口水的时间都没有。

21世纪初上线HIS，再大的三甲医院，可能就只有一个或几个实施工程师在现场，程序开发人员只在公司进行远程支持。现在，稍有规模的医院换HIS，程序员都要进驻医院现场，至少三人以上，分别负责门诊、住院、药剂系统，还要加上一名测试工程师。我们医院日常驻场的程序员就有5人，实施工程师20多人。上线第一周，HIS公司安排人员达到50人，也算是较大兵团的作战。

实施项目经理负责收集、汇总、分析一线实施人员提交的需求，主要来源有微信群、电话、现场收集等。上线第一周，一线出现的问题原则上都由区域网格内的工程师负责现场勘察和反馈，我们会通过微信群及时公告共性问题的解决方法，暂时无法通过程序解决的，也告知注意的要点或临时解决的办法。

有的公司比较教条，在上线初期，要求严格登记需求。可上线第一周每天可能产生几百条需求，问题都解决不过来，哪有时间按规范的格式一条条登记？我们采用最简单的Excel表格，按不同的子系统进行登记，需求用一句话概括，最多配上出错的截图，其余几项内容明确后再补充，如解决方案、完成人、完成时限等。但每条需求再简单都应有编号，相同的需求会在后面备注排在前面的编号，合并的需求会备注合并后的编号。

刚开始，需求会比较混乱，没有联系，有解决了没有登记的，有漏登记的。我们也常听到医生抱怨，需求提了好久都没有解决，查询后发现，需求登记表上根本没有登记。这些需求可能是医生与现场工程师沟通后提出来的，也可能是在会议上、吃饭期间、路上碰面而随口一提的。真想解决问题的医生，会再次提出来；只想吐槽的医生，就会到处抱怨，甚至跟领导投诉，认为提了很多问题，但信息科都不解决，现在不提了。领导一听又很着急，质问信息科为什么不解决临床的需求，我回答："我们每天都解决几十个，现在已经解决了几百个需求了，哪个医生提的？请领导让他直接来信息科，我亲自来解决。"但实际上没有一个医生来找过我，当然，我们的信息系统可能会存在他说的某个问题，但这些问题都可以通过协商的方式解决。IT技术不是万能的，人想到的，电脑不一定都能做到，要综合考虑时间成本、开发成本、实现的风险、真正的价值等，很多时候需要换位思考。

版本升级是有技巧的。医院一般上午的患者比较多且集中，不适宜更新版本，但一些出错性的、重要的、影响操作流程的，还是会更新后让对应的科室重启系统进行升级，无须升级的如存储过程、报表等，则随时进行修正。下午患者较少，我们一般在 3 点半或 4 点进行版本更新，因为有些需求还需要一定数量的患者进行验证，这时升级的版本可能是多个相关联的子系统同步修改的内容。晚上只有急诊科和发热门诊上班，这是修改需求、升级门诊系统版本的最佳时间，程序员们当天可以稍慢一点吃晚饭，还可以边吃边讨论一些技术实现的细节。对于一些需要增加字段改变数据结构的需求，最好在晚上进行实现，因为白天还累积了一大堆的需求，这时需要逐条梳理，确定修改方案，确定完成时限。确定任务分工后，程序员们又要开始在键盘上忙碌了。对于出错性的、重要的、严重影响第二天操作的需求，我们在当晚一定要完成，以提升第二天医生的体验感，向他们传达他们的问题我们已收到并已快速解决的信息。对于复杂的、重要但不紧急的、改动太大且会引发更多问题的、还未找到更好解决方案的、临床各科室尚有争议的、易操作但修改较为麻烦的、极个性化的需求等，我们先记录下来，后面再慢慢来完善。

传统 HIS，无论是 C/S 架构还是 B/S 架构，最好有一个专项升级工具，能够方便退出 HIS 或重启电脑，再登录时就可以自动完成版本更新，也可以自主回退到之前某个版本。上线期间，为了解决某个问题而引发出更大的问题，这在外行看来不可思议，但在应用软件行业可谓是司空见惯的事情，回退版本是常规稳妥的做法。现在 HIS 软件进入新一代技术开发，采用微服务架构的产品可以进行灰度发布，让一部人先用起来，如果出现问题就立即撤回，这是技术发展的先进性，但本质上仍不可避免每个版本发布均存在错误。这跟测试不全面有关，跟测试环境与正式环境存在差异有关，跟多个子系统子模块紧密关联有关。HIS 就是一个精密复杂的不能间断运行的系统，牵一发则动全身，而在临床要求十分紧迫的情况下，往往只能做到功能性测试，再多就是对涉及的子系统做流程测试，若达到需求，就向外发布版本。对于隐藏的规则、反向操作、极值测试、压力测试等，往往无法兼顾或考虑不到。升级后真正使用时，才发现还有漏洞，有些漏洞可以通过打补丁、升级版本来解决；有些影响较为严重的，则只能回退版本，以保证当前医疗流程的继续。

"需求版本，一日三变"是指上线初期版本升级比较频繁，一切只是为了更快地解决问题。我们 HIS 的稳定期只有一周时间，每天都有多次版本升级；后面每天会升级一次，一般在下午或晚上升级；三个月后，一周升级两次，一般不会在周一和周五升级，因为周一患者太多，周五大家都想好好休息一下；再后来每月根据需要升级若干次，但不会在国家法定节假日前一天做版本升级；春节前一周和元宵节前禁止版本升级。在保证基本医疗流程运作正常的情况下，升级操作尽量在合适的条件下进行。

第二十六章　舆情导向，上下共管

HIS 是医院最基础、最核心的信息软件，每家医院上线 HIS 都是伤筋动骨的大事，其间会出现各种各样的问题，若不加强对舆情的管理，任由医院员工在各类社交软件、网络媒体和微信群上发表言论，可能导致 HIS 上线被迫中断，引发更多不良影响。

全国几乎没有一家医院在换 HIS 时，能得到医生的称赞，绝大多数的评价是"什么破系统""越搞越麻烦""信息科就是在瞎折腾""医院花这么多钱就弄这么个玩意""还没有旧系统一半好用""现在用新系统，看病速度慢了一半"等。每到换新 HIS 时，医生们总会怀念旧 HIS 的好，而忘了对旧 HIS 的不满，这其实是习惯被改变，增加了学习成本而带来的。那些讲理又爱学习的医生，他们往往不出声，很快上手新系统的操作；不满的往往自以为是或怀才不遇或其他方面心怀怨恨，他们通过 HIS 上线时容易出现问题而趁机发泄自己的不满，其实深层次的原因可能并不是新 HIS 上线，但这类人从不会表露自己内心真实的想法。

HIS 上线期间，问题和矛盾最多，信息科与 HIS 公司时刻处于救火状态，往往会忽略一线操作人员的抱怨，对这些抱怨只能默默接受，但如果超出一定限度，舆论的风向偏向于 HIS 不好，就会给上线带来极为不利的影响。

当今信息时代，很多人都喜欢在网上发表意见和观点。医院也不乏此类人员，他们往往三五成群，有一定影响力，喜欢在各类微信群、讨论会上发表意见，还相互附和佐证，夸大一些事实，如"HIS 又崩了！""上次这个错误又出现了，这个月已经有好几次了""信息科一上班，系统就出问题""升级又把原来的功能搞没了""患者等不及走了，说要去投诉医院"等。真实的情况可能是 HIS 的确崩了，但据我们统计，医保故障引起的次数居多，并不全是 HIS 的原因；出错的次数被夸大了，其实就一两次而已，故意夸大是为了引起重视；信息科上班会更新版本，解决需求，不可避免会引发新的问题；升级后的功能有可能被其他功能替代，也可能转放到其他位置，有些医务人员不看升级说明文档，在原来的位置找不到该功能；出现问题后，从报错到找到问题原因再到解决问题，总要给信息科工程师时间，有些问题的解决要花费较长时间，他们更多地站在患者的角度来催促工程师解决问题。大家都要相互理解配合，要有同理心。

一般性的吐槽还上升不到舆情的高度，如果有人在微信群里频繁使用侮辱性的语言，或在自媒体上发表不当言论及图片视频，就值得注意和重视了。我们在 HIS 试运行阶段，门诊部某医生经常在微信群里发布截图来表达自己的愤懑，有我们 HIS 的问题，也有他个人操作不当的原因。还有一些医生在系统出现问题时，首先不是想办法去安抚患者，缓解患者焦虑情绪，或提前做一些问诊，而是用手机拍摄并传播患者排队的照片和视频，来佐证是 HIS 故障造成的。这对 HIS 上线造成很大的负面影响，若不加以控制，试运行就会被迫中断。我在医院行政早会上汇报了医生在微信群里发表不当言论的情况，希望医院领导严肃处理。该门诊部主任也找涉事医生谈话，我们另外加派了技术工程师在该门诊部蹲点随时解决问题。有些医生认识到我们解决问题的态度和速度，开始对我们的工程师转变态度。当总院上线 HIS 时，我们与这个门诊部的关系已比较融洽了，一般性问题都在微信群里远程解决了。

但在总院又遇到类似的问题，某科的一名资深医生可能是为之前涉事的医生打抱不平，也在总院的微信群里发表不当言论，因为总院的医生多，还有几个医生特别爱附和，他们一起在群里拱火。我在多次警告无效后，将该医生踢出了群，并启用"群聊邀请确认"功能，让他没有舆论的空间，没法带动其他人的负面情绪。这名医生还打电话过来质问我，还要向院长投诉。我没有理他，那几个喜欢跟着起哄的医生也消停了。后来我把医院纪委书记拉进了群，这下就风清气正了。

新 HIS 上线，一定要多宣传正面的信息。它有很多可取之处，解决了旧系统存在的某些顽疾，不然更换的意义和价值都不大。信息科主任和工程师也要经常跟领导、职能部门主任、临床科室主任、护士长沟通，宣讲新 HIS 的优点，培养他们的信息化思维方式，协助他们解决管理上的问题。

医院领导要在中层干部会上反复强调 HIS 上线的复杂性，这是举全院之力来完成的巨大工程，不是信息科一家的事情。医生们应少抱怨，积极去适应新系统的操作，出现问题后，要给信息科处理的时间；提出问题，要先在业务流程上站住脚、可执行，不能只把问题抛给信息科。

信息科亦要在舆情管理方法上下功夫，例如引进专业的舆情监控软件系统。即及时发现舆情热点，特别是公众媒体上对医院不利的敏感内容，将危机消除在萌芽阶段。

另外，微信群仍是最好的沟通平台，HIS 上线初期，我们按分诊区域建了很多小群，当时情况是信息科与 HIS 公司有 70 人在一线提供指导服务，撤场后大部分工程师退出了小群，导致有些小群发的问题没有人及时响应。我们解散了小群，按住院和门诊重新建了两个大群，所有问题都集中在这两个大群反馈，信息科安排值班人员时刻关注群里面的信息，及时处理并回复。

我们还在 OA 系统上设置《应用程序需求申请表》和《数据修改申请表》，有需要新增或修改软件功能和修改数据错误的，都必须在 OA 系统上发起，由各上级主管部门审批，最后由信息科主任分配给工程师完成，所有过程都有据可查。

我院新 HIS 上线初期，的确出现了舆情导向不利的状况，主要是少数医生总爱发表不当言论，让医院领导和其他同事对新 HIS 产生了不信任，并有扩大失控的态势。我们及时调整了策略，采用非常手段遏制了不当言论的蔓延，并用积极的方法进行正面宣传，最终新 HIS 顺利上线实施，取得了较好的效果。

◆ 统一思想，坚定信念 ◆

在本章中，信息科郭主任阐述了 HIS 上线期间院内出现舆情导向不利的危害，给出了消除舆情影响的思路与方法，其中对新系统的优点进行积极宣传、工程师的及时沟通与处理、医院领导的及时干预是很有效的手段。实际上，在系统上线前，提前打预防针也很重要，在院方上线动员大会上，医院领导往往会强调系统上线的重要意义，同时指出系统上线前期必然会给医疗秩序带来一定影响，希望全体员工积极配合，并做好患者的情绪安抚工作。

院内舆情管理不好可能会导致系统回退，这需要全院统一思想，坚定信念，在出现舆情蔓延苗头时，果断干预。我记得曾经有个 HIS 项目，部分科室的个别医生非常抵触新系统，经常在微信大群里反映新系统不好用，甚至对系统工程师进行人身攻击，对到现场沟通的工程师态度恶劣，我们根本无法与之进行有效沟通，百般无奈下我们只能请医院领导出马。最后在医院领导与科室主任出面沟通后，个别医生终于静下心来跟我们反馈问题，而该医生的问题也很好很快地得到了解决。

公司内部同样需要做好舆情管理，否则可能会导致支援资源不到位，项目内部成员意见不统一，领导对系统上线缺乏信心，从而导致项目无法按时上线。如何做好公司内部舆情管理，这对项目经理的领导力及事务管理能力是一种考验。

第一，项目组内部要统一思想，坚定信念。上线前准备工作较多，工作压力较大，时间紧迫，高压之下，难免会有部分项目组成员变得急躁，甚至会打退堂鼓，认为无法按时完成上线准备工作。面对这种情况，项目经理首先自己要坚定信念，对于系统上线丝毫不能动摇，其次要多与项目组成员沟通，了解其工作中遇到的困难，并给予指导与帮助，最有效的方法是在临近上线前，最好是上线前一个月，与项目组所有成员对上线准备工作进行全面梳理，明确上线前必须完成的工作内容清单，确定每项工作的解决方案、责任人、协助人、计划完成时间。前期可以每周核对进度，上线前 2 周可以每天核对进度，只要工作内容清晰、计划合理、责任明确，我相信大家就不会出现急躁不安的情况，也不会打退堂鼓，因为所有上线准备工作都在掌控之中，大家胸有成竹。

第二，公司内部要统一思想，坚定信念。公司各个项目组之间，平时大家都会经常交流，相互协助，但是当多个项目在同一个时间段上线时，项目组之间就会出现支援人员"争夺战"，公司人力资源有限，为了争取支援人员，各个项目组各显神通，甚至出现激烈争论。各个项目组争论的焦点往往是你负责的项目到底需不需要那么多人支援，你的上线时间是不是已经确定，去支援的人员什么时候可以释放，这个时候项目总监可能会左右为难，因为他不能偏袒任何一个项目。

最好的做法是，项目总监与各个计划同一时期上线的项目组进行充分沟通，解除各个项目组之间的纷争，防止出现各个项目组之间相互诋毁、相互攻击的情况，当然这种情况比较少发生。对于上线支援人员及支援时间范围的确定，前面章节已经做过介绍，项目经理需要摆事实，结合医院规模与需要驻点的科室数量，给出合理的支援人员数量和支援时间。

第三，公司各个部门之间要统一思想，相互信任。对于 HIS 项目，交付部门是负责部门，其他相关部门有销售部、人力资源部、财务部等。HIS 上线这场战役，需要各个部门通力合作，其他相关部门要充分信任交付部门及项目组，切记不要出现对项目组成员评头论足的情况。在出现客户投诉的时候，要实事求是，不要夸大或忽略问题的影响，否则会影响项目组对问题的判断，不利于问题排查处理，也会给项目组造成很大压力。项目过程中的不足之处，可以在项目上线稳定后再进行总结，以便大家改进、提高，除非万不得已，不要在系统上线关键时刻更换项目经理或项目骨干成员。

非常幸运的是，顺德医院项目上线计划与公司其他项目没有冲突，否则每个项目需要 30～50 人支援，项目总监、人力资源总监压力会很大。上线期间，公司领导与销售经理没有给项目组太大压力，使项目组能够更专注于问题本身，不用花过多的时间做解释工作。

在古代，行军打仗，讲究军心稳、士气足，扰乱军心者下狱，甚至就地正法。HIS 上线也一样，只有控制好舆情，甲、乙双方统一思想，坚定信念，才能把系统做好。

第二十七章　撤退有序，断奶成长

　　HIS 上线有两怕：一怕上不去，二怕撤不回。前面章节我们主要讲了上线前的准备工作和上线时应掌握的方法技能。工程师真正到一线帮助操作人员熟悉软件功能，不能花太长时间，否则形成依赖习惯后，想撤退就比较困难了。

　　我院住院系统上线，技术人员在每个科室用了不到两周时间就全部撤回，门诊系统用时更短，只有一周在科室指导。我们在进行培训的时候就要向医务人员灌输必须靠自己独立完成新系统操作的要求。刚上线时，工程师可以亲自操作示范，但不能完全代替医生、护士、医技和收费人员完成电脑工作，只能当面为他们讲解不会操作或不明白的地方。我们对工程师的要求是：当天不教会负责区域的操作人员，就不要下班，提前教会的可以提前回办公室休息。责任到人后，工作效率就高了。

　　当然，也有一些工程师不尽如人意，发生过一些不愉快的事情，可能与当代部分年轻人缺乏服务意识有关。有个别新入职的工程师，自己不太懂，也不好学，躲在科室角落玩手机，医生和护士们向他咨询，就诚实地回复"我不知道""这不是我们公司的软件"，把我们在下科室前交代的注意事项忘得一干二净，完完全全就是一个不想干活的小白，这算是比较佛系的，无用也无害。还有一些被医生说几句不好听的话，可能并不是他的错，但受不了委屈就与其争执，甚至直接旷工。也有一些特别认真爱学的工程师，他们会拿一个小本子，把问题和经验都记录下来，跟临床一线人员的交流也比较得体，这种年轻人进步都很快，三五年后会与其他同事拉开差距，更容易在社会上生存，人生也会更精彩。

　　在评判工程师什么时候可以撤离一线的问题上，我们划定了一个总时间范围，按网格分配的工程师只要解决本区域的上线问题，就可以随时撤退，协助整理测试需求。住院系统要求所有新入院的患者都在新 HIS 上登记，门诊系统要求所有的患者都可以顺利完成结算、取药和治疗。我们也会在 OA 系统上通知各上线科室抓紧时间向工程师提问，告知其工程师很快就会撤离一线，这给他们造成一定的压力和紧迫感，主动去学习和适应新系统的操作。工程师在撤离一线科室时，要做好交代，离人不离线，仍可以在区域小群中解答问题，这时主要在微信群里进行线上处理，必要时再下到科室。

　　临床一线的操作人员当然希望一直有工程师在旁边随叫随到，上线初期还有科室希望我们安排工程师一起值夜班。这个要求我们没有答应，但安排了 2～3 名信息科和 HIS 公司工程师组队在信息科一起值夜班，临床有问题先电话处理，不紧急的第二天处理，必要时才到现场处理。

医院领导和临床一线人员都希望信息系统出现问题时，工程师能立马到现场。硬件问题可能需要到现场，但软件问题一般是远程解决的。医院领导和临床一线人员对此都不理解，因为医疗大都是面对面望闻问切，所以根据职业固定思维，他们要求 IT 工程师也要赶到现场，他们并不知道，所有的数据都存储在后台，前端只是一个录入和展示的界面。工程师处理问题都是在后台查找原因，到临床科室也没法干活，事实上很多远程控制工具都可以看到前端界面，所以到临床科室并无必要。医生看病是人与人对话，工程师看病是人机对话，两种职业的差别导致信息科不被理解。

人被贴身服务当然是最舒服的，但资源有限，工程师不可能无限期地待在一线，为了更好地成长，及时"断奶"十分必要。信息化不只是信息科的事，只有大家都掌握了新系统的使用，我们才有精力和时间上线更多的子系统。

总控时间到了之后，我们坚决撤回所有一线的工程师，不再安排人员在临床科室驻守。如果某些科室有意见，我们会将真实情况上报给医院领导，也可以进行全科再培训。

撤退要讲究方法，"断奶"要讲究策略，如同行军打仗一样，进退有序，攻守兼备，方能成就一场战役。HIS 上线就是一场没有硝烟的信息化战役！

HIS 公司观点

◆ 培养 B 角，共同成长 ◆

虽然上线前，我们对操作人员进行精心培训与严格考核，只有通过考核的医生才能开通登录医生站系统的权限，但还是可以预见上线时，医生、护士们由于操作不熟练而手忙脚乱，且心里不踏实，因此我们不得不安排大量工程师驻守科室。

驻场容易，撤场难。在本章中，信息科郭主任详细讲述了从驻点科室撤出来的方法策略，各位项目经理可以参考借鉴。

除了上线支援人员撤场，项目经理还要考虑项目验收后，项目组人员的撤场问题。信息系统建设项目的项目组是一个临时性的组织，项目验收结束后，在建项目转为维护项目，原项目组会解散，只留 1～2 名工程师负责系统运维工作。新的运维项目经理可能会从中挑选一人担任，也可能由原建设项目的项目经理留任。总之，考虑到项目成本及其他项目需要，项目组成员会逐步撤场，组建新的项目团队承接新的项目，或者加入公司其他项目组。

HIS 项目涉及的功能模块和第三方接口比较多，上线准备工作往往会根据不同模块划分不同负责人，有的人负责收费，有的人负责医生站，有的人负责分诊挂号，有的人负责接口，有的人负责字典，有的人负责报表，等等。每个工程师有自己擅长、熟悉的模块，也都有自己接触不多、不太了解的知识盲区。

　　为了能在验收后，让留守项目的 1～2 名运维工程师能承担医院系统的日常运维工作，项目经理在系统上线后，要开始培养与储备熟悉公司 HIS 所有模块、能独自完成整体运维的工程师。最好的办法就是给项目组成员树立相互学习、共同成长的理念，并且定期开展内部培训，让大家既做老师，也做学生。

　　我要求每个项目组成员都要找到自己的 B 角，当然，相互之间可以互为 AB 角，项目组不能出现缺少一人，其手上的问题就没有人能处理的情况，不然工作会很累，对用户也不负责任。上线准备阶段可以根据项目组成员的专长安排专人负责专项工作，项目上线后就要求项目组成员全面发展，取长补短，多学习。顺德医院 HIS 上线 3 个月后，我就开始安排每个项目组成员准备课件，每个月开两节培训课，每个项目组成员做老师，给其他项目组成员讲解自己熟悉的系统模块，并且在这个过程中物色自己的 B 角，重点培养 B 角，直到 B 角熟悉所有自己负责模块的日常运维。除了让成员们相互学习公司系统模块，我还会开展技术技能、沟通技巧、项目管理知识等方面的培训。作为项目经理，我实际上在项目上线前就开始物色运维项目经理的合适人选，并在项目实施过程中将自己的做人、做事风格及项目管理知识等传授给下一任项目经理。

　　从人力资源管理的角度，公司也鼓励员工相互学习，成为全能战士。公司评价一个项目团队及项目经理是否优秀，除了看项目团队负责的项目的成本、进度、质量等关键指标是否完美外，还会考察项目团队是否有成长，该项目是否为公司培养人才，因此项目经理在项目实施过程中要致力于营造相互学习的氛围，打造一个学习成长型团队。

　　新的技术与新的管理理念不断出现，从事信息系统的，要求活到老学到老。实际上，除了工作需求外，在感情上，我也希望包括本人在内的每个项目组成员，都能在项目实施过程中学到更多知识，拓宽自己的职业生涯道路。

　　将自己已经掌握的知识、技能传授给团队其他成员，让他人接手自己熟悉的工作，自己再去学习新的知识，解锁更高难度的工作，这是常挂在我项目团队成员耳边的一句话。润物细无声，讲得多了，大家也就养成了学习的习惯，都愿意分享自己所学的知识。

　　顺德医院项目验收一周后，我就完成了项目交接工作，工程师闰林顺利接管医院 HIS 运维工作，晋升为顺德医院项目经理。对于我的离开，信息科郭主任、往日交往较多的职能科室主任们都表示支持，因为他们知道我将要挑战更高难度的工作，而新的项目经理也能做好医院 HIS 的日常运维工作。

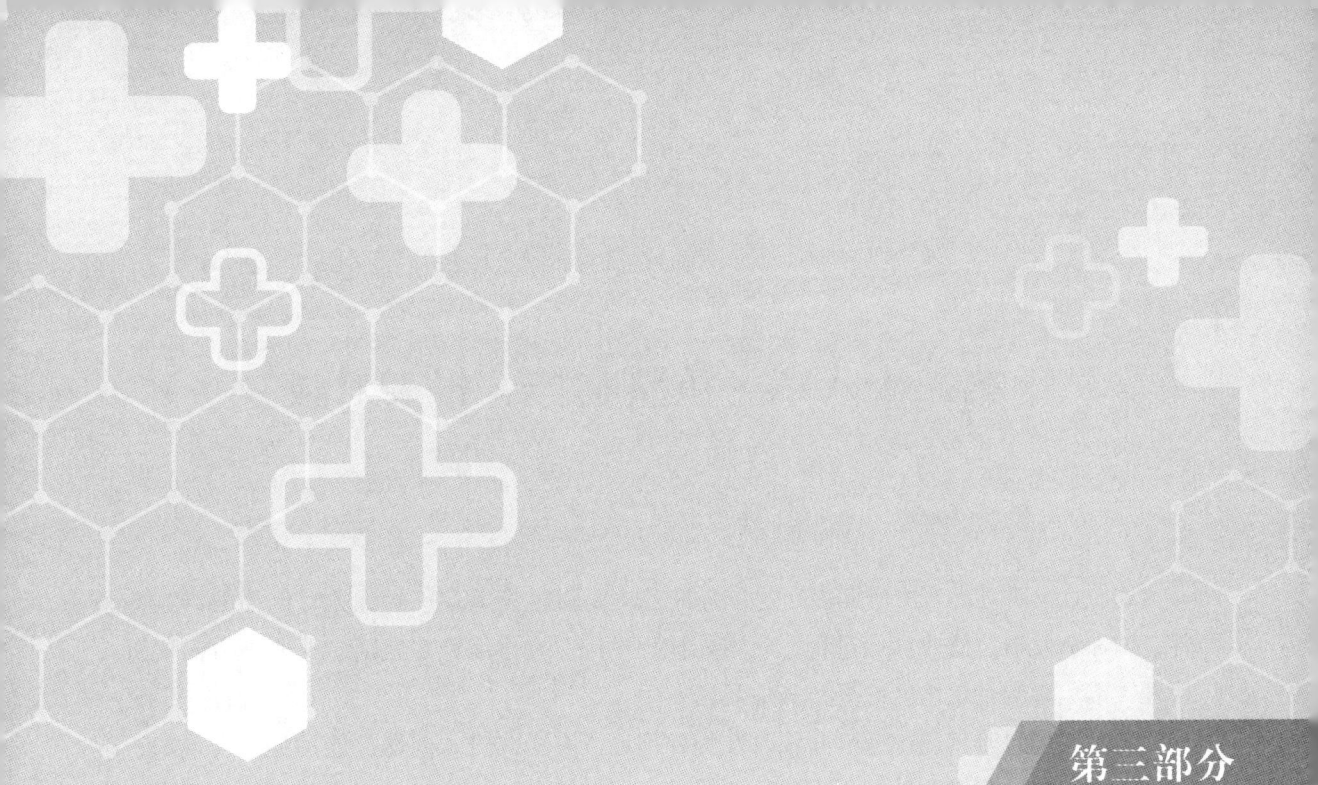

第三部分

上线后

第二十八章　重整临挂，报表对数

HIS 上线期间，为快速解决问题，有很多需要临时应急处理的地方，例如限制某些条件、增加触发器、修改存储过程、新增外挂程序等。在上线稳定之后，这些地方需要进行梳理，以免影响系统性能或导致其他问题发生。

项目经理要时刻谨记有哪些临时性的处理还没有正式进入编队，能用程序实现的，不要用存储过程，能用存储过程实现的，尽量不用触发器，外挂的程序要整合进主程序，能用界面维护的，不要进数据库去修改。同时要具备很强的抽象整合能力，即能够把各种不同条件下的子功能整合成能自由适配的统一功能，这十分考验总工程师、架构师和开发经理的能力，例如：出院费用结算功能。在欠费的状况下，存在不同的结算需求：按住院先后科室结算；按财务分类的药品、耗材、手术、检验、检查、治疗等先后顺序结算；按押金所在科室缴纳结算。最后某一项收费项目凑足押金后，存在部分未结，程序又如何处理？可能还有更奇葩的结算需求，每家 HIS 公司处理的方案可能不尽相同。如果按照每一个条件分别满足的话，程序就会做得很复杂，对应的参数设置也比较多。如果所有的收费细目由收费员自由选择是否结算，亦可用任一笔押金来结算，最后可能会有某条收费细目冲抵完押金后，仍有部分费用结算不了，则回补一条未结金额记录，那么基本上可以解决上述所有的问题。

很多时候我们认为每家 HIS 公司的产品相差不大，因为要实现的基本功能都是相同的，看到的界面也大致相同，但内在的处理机制往往只有在真正使用时才能深入地了解。此时改变产品底层架构可能是致命的，公司方往往不愿意甚至不敢去改变。例如：对于基础字典数据结构，主键的选择尤为重要，尽量不要把具有现实意义的编码设为主键，不然后面就无法复用，如员工工号。此外，如果没有建档时间和撤档时间，也没有真实记录保存当时的数据名称，在后期查询统计时会导致不正确。

其实，每家 HIS 的差别还是很大的，早期北方 HIS 公司与南方 HIS 公司差别就很大。北方 HIS 公司以众邦和军惠为代表，在产品底层结构上相当完整强健，其最明显的特色在于医嘱和费用是分离的。南方 HIS 公司以巨龙、慧通、安易为代表，在软件易用性上比较好。而上海卫宁和重庆中联的 HIS 走同一版本的商品化道路[1]，在可配置化的程度上相当

---

[1]　指一家公司只维护一套标准版本。

优秀，其最明显的特色在于公司维护成本较低，但医院客户升级较为困难。随着各大 HIS 公司在全国拓展市场，它们兼容并蓄其他 HIS 产品的优点，新入行的 HIS 公司基本上也是借鉴各大 HIS 公司的产品架构，存在趋同化的现象。但无论开发工具如何发展，公司做好一套 HIS 仍然是十分艰难的事情，例如有些在电子病历系统研发上很强大的公司，做一体化 HIS 的应用效果并不是很好。

回到重整临挂，我们需要考虑完整性，不能丢失以前的功能，这是常犯的错误；需要考虑易用性，尽量不要改变原有的功能位置和操作界面，实在有改动，要做好操作说明文档以及培训；需要考虑风险因素，如接口可能重新设计，规则条件是否完善，极值处理和容错性设计等。

重整临挂一般在上线稳定后进行，不只是对过往的需求修改进行梳理，还应做以下梳理：做专项梳理，如认真重整医保相关的接口、算法；对流程进行梳理，如优化门诊就医流程，减少一些重复性的录入工作，去掉一些不必要的环节；对反复出现错误和卡顿的地方进行梳理，优化接口方式、算法等，如处方保存和提交会带来大量的运算，这些运算极其影响速度，需要合理分配后台附加的任务。这不是一次性工作，随着不断有新需求而修改，是一项长期要去做的工作，只是在上线稳定后，要优先去做这件事情。

报表对数，除了收费日报和病房日报、一日清单等每天都要去做的报表以外，其他报表一般可以稍晚一些处理。HIS 上线初期，新旧系统有交叉的情况，报表数据相对不准确。我们一般需核对完整切换以后整月的报表是否准确，在核对报表的过程中，也会发现之前的功能存在的错漏，及时进行修正。报表准确也是验收的必要条件，这个工作量相当大，常规三甲医院有 500 张以上的报表，并且每月都有新的报表需求。

报表太多也会影响 HIS 的性能，我们早期设计的报表，其数据源都在生产库中，为此出现过病人高峰期因为报表查询导致生产库严重卡顿的事件，一般是因为查询时间段跨度太长或关联多张主表的报表。后面我们建立了运营数据库，将大量数据分析报表迁移到此库，另外又建立了一个镜像库，完全独立于生产服务器和存储，数据差异只有几秒的时差，然后把 HIS 自带的报表、我院自主开发的报表管理系统的数据源全部定位到镜像库，彻底解决了因为报表查询导致生产库卡顿的问题。

重整临挂，报表对数，是 HIS 上线稳定后重要的工作内容，此时需要细致认真，有条不紊，逐个去完善，没有捷径。只有踏踏实实、反复验证，才能做好此阶段的工作。

第二十九章 广征需求，专项讨论

在第九章中，我们将需求分为四个阶段：进场阶段的怀旧性需求；培训阶段的易用性需求；上线阶段的各类爆发性需求；运维阶段的优化性需求。现在进入的是第四个阶段，此阶段显得较为从容一些。

我院 HIS 项目从 2020 年 2 月进场开始，第一阶段收集了约 100 个怀旧性需求和 35 个上线前必做的接口，第二阶段又增加约 200 个易用性需求，第三阶段暴增了 2000 个有效需求。截至 2021 年 9 月底，这些需求终于全部完成，从临床使用部门一直催改需求转变为我们主动向临床征集需求，至此我心中的大石头才缓缓落定。HIS 上线期间，我的压力非常之大，特别是 HIS 上线后，问题太多，改了这里又错了那里，刚解决完一个问题，又引发了多个问题，每天都升级几个版本，临床将意见反馈给医院领导，领导又批评信息科："下面很大意见，怎么不到一线去收集、解决问题？"

后来我想明白了，这是两种职业思维导致做事的方式不同，医院领导大都是医生出身的，解决问题都是与人面对面交流。信息科解决问题是与程序面对面、与机器打交道，且解决问题也有一个排序，当机器还存有一堆需求时，就不愿意与人再沟通新需求。

HIS 进入稳定运行阶段的标志性事件，就是信息科开始在 OA 系统上发布需求征集。我院在 HIS 验收前，共发布过 7 次需求征集，前 3 次是专项收集，分别是临床路径、新住院和新门诊系统，后 4 次是全院范围内收集。专项收集，如临床路径系统，我们是上线 5 个月后发布的，因为当时为了三甲评审仓促上线，又为了达到一定入径率，所以没有照顾临床个性化需求。强制要求入径给临床工作带来较大的麻烦。这次专项讨论（见图 29 - 1）就是

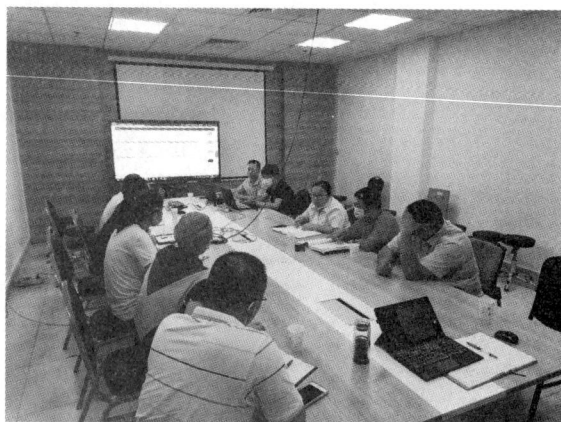

图 29 - 1 专项讨论

对临床问题做一次全面的梳理，从病种入径标准设置到路径模板设置，从医嘱白名单设置到库存不足提醒，从临床路径基本数据项定义到各类统计报表输入格式等，做了一次较大的优化升级。

专项讨论一直存在于项目实施的各个阶段：HIS 上线前，一般是关于流程规则的讨论；上线中，一般是接口和功能性错漏的讨论；上线后，一般是优化完善的讨论。

专项讨论内容可大可小：

（1）大的专项有：危急值管理。危急值管理涵盖跨越门诊、住院、检验检查全流程全院性的需求，统筹的难度相当大，我院没有独立的危急值管理软件，由哪家公司来主导就是一个首要问题。产生危急值最多的是检验和检查结果，但处理危急值的又是临床医生，若医生们都很忙，最先接收危急值消息的是护士；若护士们也很忙，又必须设置发送后多少分钟没有回复，医技科室必须电话通知接收。住院部还好一些，总有值班的人在科室，而门诊患者出现危急值，看诊的医生又下班了，如何通知医生？打电话不接、发短信不回怎么办？我们设定在下班期间，自动将信息发送到急诊科抢救室的两台固定电脑上，下属门诊部则设置一个固定的人并留下联系方式，该人员需时刻关注短信内容。事实上问题远不止上述这些，我们前后开了多次专项会，现在基本上已运作正常。

（2）中等的专项有：VTE（静脉血栓栓塞症）管理软件。当时医务科想引入 VTE 管理软件，找到深圳某大型三甲医院远程考察过他们的软件界面。国内做这套专业软件的公司不多，价格需几十万元。医务科、质控科、护理部和信息科多次专项讨论之后，医院出台了《南方医科大学顺德医院 医院内静脉血栓栓塞症防治管理办法（试行）（2022 版）》，包含目标、意义、组织架构、职责、防治管理（含流程图）、质量控制、应急预案，附：VTE 相关评估表、高危科室名录等，全套方案较为完善，就差信息系统来辅助支撑。我们分析了相关流程，主要涉及住院 HIS、住院电子病历系统、LIS、PACS、手术麻醉系统等，重点在于用电子病历系统制作评估表，其他系统以取值为主，实际功能、接口和流程处理并不复杂。我们联合相关公司很快就做出了院内 VTE 管理软件，为医院节约了不少资金。

（3）小的专项有：检查申请单。放射科主任为了提升诊断的准确率且使其具备一定的科研价值，要求临床医生在开具检查申请单时必须填写检查目的。HIS 原本就有这个字段，但不是必填项。在由医疗总监组织的专项讨论会中，医疗总监认为临床医生有必要给检查医师一个明确的目的，使检查医师在做检查时会更关注临床医生的诉求，原来临床医生都简单写一个"××查因"，甚至不写。当时讨论会就此话题讨论激烈，医生不愿意多写字，信息科也认为将检查目的改为必填项在执行时比较困难，最后医疗总监拍板将其改为必填项，我们也做了会议纪要，然后修改更新程序，为此医生们有很大意见。为维护会议决议的严肃性，我们服从会议决议结果，可是医生们都不配合，导致该决议执行达不到目的，最后该决议宣告失败。

专项会议因为目标性较强，准备得也相对充分，往往能达成一定的成果，但并非每次讨论都是正确的，也不是一次会议就可以完成的。可能开始以为是几个科室的事情，后面越深入，参加的科室越多，因为不了解其他科室的政策规范、业务流程，原以为很容易的事情，最后可能变得很不容易，重大专项内容甚至要上升到医院领导办公会决议通过。

再说广征需求，其实是信息科的一个态度：我们敞开怀抱让大家来提意见，也不怕大家提意见。从我们多次在 OA 系统上发布通知来看，提意见的科室寥寥无几，但提的意见一定要重视，要对得起他人付出时间和精力来帮助我们完善信息系统，我们的做法就是每一条意见都派专人跟进。对于表述不清楚的或有一定价值的需求，我们会约提意见的人来信息科一起商议，共同制订解决方案，同时我们也会联系职能部门的负责人一起参加，因为会涉及这个需求是普遍性的还是个性化的。是否要实现需求还要由职能部门的负责人决定，不能完全听某个科室或某个人的意见。当达成一致意见后，我们还要在 OA 系统上提交一份应用程序需求修改单，由提需求的科室发起，经科室主任或护士长签字同意及对应的职能科室主任同意，涉及多个科室的再由信息科主任转给他们会签，最后才将需求转给负责的工程师，由他们提交给对应的公司去修改程序。

在需求管理方面，我们一直做得十分规范、严谨，基本上没有重复修改的功能点，所以 HIS 公司的程序员比较舒心，加之顺德美食比较多，一些程序员在医院待着都不想回公司了，这也算是一个多赢的局面。

第三十章　严控版本，谨慎升级

HIS 上线稳定后，版本升级需要纳入计划。上线阶段的升级就像急诊手术，没有太多的顾虑和试错，直击病灶解决问题，但后遗症较多；上线稳定后不能再这样蛮干，临床使用人员的神经已经被折磨得很脆弱了。

当前 HIS 的版本控制大体分为两类：一类是全公司统一一套版本，医院个性化的需求通过参数和专用部件来实现，特点是公司的维护成本比较低，但各医院的升级难度很大；另一类是公司有一个公共版本，各医院在此版本上发展为独立版本，特点是不受其他医院需求影响，升级相对较易。在微服务架构下的 HIS 产品融合了这两种优势，既可以复用部分组件，又可以满足医院个性化需求，但当发生结构性变化时，重新适配的难度非常大。世上没有一种技术可以解决所有的问题，所以人的管理才显得更为重要。

无论是统一版本，还是先进架构，对单体医院来讲，自家的 HIS 都是独一无二的。每一个细小功能的升级背后可能牵扯多个不同厂家的子系统，HIS 作为医院最核心的主线数据流，版本升级牵一发而动全身，要慎之又慎。

严控版本要从严控需求开始，需求是版本升级的源头，没有新需求自然就不会有版本升级。上线稳定后的需求，主要为新政策需求、添加其他子系统接口、原有功能重整优化、使用人员易用性需求等，除政策性需求有不可抗力的时间要求之外，其他都可以列入计划性排期。当然政策性需求也需要倒排工期，其优先级别最高。此时使用部门的需求不会太多，要严格要求他们通过 OA 系统来提交需求单。

从 OA 系统提交需求单，原因很重要，列举如下：

（1）防止需求随意化。此时要求需求提出者对所提需求负责，要明确需求要达到的目的，要有具体实现的内容或要求达到的效果，难以描述的最好配图表说明，流程必须经过科室主任或护士长、职能部门领导审批后，再流转到信息科。

（2）需求可追溯。上线期间需求满天飞，一切以解决当前的问题为主，所以很多需求记录不及时、不准确，导致一些需求遗漏而没有响应，引起医务人员不满。现在正是补救的时机，我们必须承认之前的遗漏，但也强制要求新需求必须通过 OA 申请，以便于追溯查证。

（3）控制需求变更。变更需求在项目管理中虽是常见现象，但必须加以控制，不然费力、费时、费钱。填写 OA 系统的需求申请单就是正式的工作方法，所以写需求的人会自觉考虑所写的内容是否合理、表述是否准确，况且还要上级领导审批。

那么，有哪些需求变更是合理的呢？例如：新政策变化、医院新的管理要求、有新的合理需求加入、原考虑尚有遗漏等。对于不稳定的需求内容，即业务流程都还没有理顺的需求，最好先放一放，让业务科室人工先做，形成稳定运行模式后，再考虑用信息化实现。例如：我院新成立创伤救治中心，医务科一开始就希望我们用信息化手段来管理，这存在大量不确定性，至今业务流程都还在调整，我们应先将其当作一般门诊急诊流程处理，保证能接收患者、收费、发药就可以了。再例如：很多医院在推行"全院一张床"管理，这也不是信息科和信息化能够解决的问题，不然就真成为"背锅侠"了，我们通过完成一张《全院床位使用情况明细查询表》来解决。

管理好需求，是信息科主任不可推卸的责任。

管理好单一功能应用性需求还不是本事，如何把所有应用性需求归类整合成软件修改性需求才见真功夫。这已经不是一个人的事，而是涉及此次版本需求修改范围内的负责各子系统的工程师和厂家，影响范围小的，2~3 个人就可以决议；影响范围大的，可能要召开各子系统多部门的专题会议来讨论程序修改方案，力求做到既照顾各方需求实现，又能让软件系统设计最优。

严控版本，在于对升级内容的选择。一次升级的内容不要太多、太杂，上线后验收前的升级还适用小步快跑，同一类型或模块的修改最好放在一起升级，便于在升级出现问题后可以方便回退而不影响其他子系统运行。如果需求明确、程序员水平过硬、测试工程师严谨，一次也可以升级多个不同类型或模块的内容。对于某些需求修改动作较大的、影响其他子系统运行的，最好单独升级一个版本，也是便于及时回退。着急的需求可以单独与已经测试好的需求一起升级。不稳定的需求或尝试先改一个版本的需求，可选在空闲时升级。

严控版本，还在于对升级时机的选择。之前章节我们也讲过升级的时机选择，在此说一些不一样的内容。政策性需求对升级有严格的时点要求，不能过早，例如：1 月 1 日深夜 0 点开始，取消药品加成，就只能在这一规定时刻升级；为配合医院新的管理制度和流程执行，需要提前几天升级，观察效果，预留整改的时间；上线后系统运行较稳定，也可以固定某个时间点进行升级，如每周三下午 4 点。一般不建议常态下晚上升级，一是出现问题后，资源难于协调；二是第二天早晨患者较多，若此时才暴露隐藏的问题，容易造成医疗秩序混乱。例如：我们有几次自助机的程序员晚上加班干活，自己测试完成后就更新了版本，第二天自助机开机后自动升级，却使用不了，其原因是工程师没有做现场测试，忽略掉一些环节。当联系到程序员时，他还在睡觉，而门诊患者都拥堵在自助机前，医院需要组织工作人员疏导患者到人工窗口取号缴费，给正常医疗秩序造成一定混乱。为此现在我们都禁止各公司的软件在晚上升级。

C/S 架构的产品，其程序在本地硬盘运行。服务器端升级以后，客户端一般在重新登录时才会将服务器端的升级文件包复制到本地。有些客户端很长时间不关机也不退出系统，造成一直使用旧版本，所以当有重大升级内容时，还要实施强制升级的策略。

B/S 架构的产品，其程序在服务器端运行，客户端通过浏览器调用，比较容易部署和更新版本。客户端只要重新访问服务器端就是最新的版本。回退版本也很容易，这是 B/S 架构自带的优势，但在运行速度方面稍逊于 C/S 架构。

版本回退机制。无论测试多么认真，都会有不可预知的错误出现，特别是 HIS 与多个不同公司的子系统相关联，测试库不可能完整复制当前的生产环境。当不能通过再发布一个新版本及时解决时，为了保持医疗秩序不长时间混乱（一般 30 分钟以内），就必须回退版本，所以要记录每次升级包的内容，以便重新导回。对于新增表、字段或字段扩容，则无须回退脚本，因为对旧程序影响不大，这里也要求不能随意更改表结构的属性。

总之，此阶段的版本升级重在求稳、少犯错误，宁可花多一些时间，也不要引起医疗秩序混乱和临床使用人员不满，最好让他们在无感之中逐步发现 HIS 越来越好用。

▊ HIS 公司观点

◆ 有关需求管控与版本升级 ◆

需求版本，一日三变；严控版本，谨慎升级；需求要落地，系统版本就得升级。HIS 上线前，测试环境可以随意发布新版本，系统更新不会对用户带来任何影响，测试环境暴露的问题越多说明测试越深入越仔细。HIS 上线后，系统更新升级就得小心谨慎，更新前测试环境发现的问题越少，我们反而越不放心。

HIS 项目上线初期，经常会收到来自一线用户的反馈：信息科怎么天天更新系统，系统越更新，越不好用；之前用得好好的功能，系统更新后怎么没有了，能不能不整天更新系统。

这种情况与需求管理及系统版本升级管理有关，系统版本升级是需求落地的最后一步，也可能是新问题产生或暴露的导火索。我印象中，每次 HIS 大版本升级，我们项目组都如临大敌，因为我们踩过很多"坑"，当然我们都会认真总结每次踩的"坑"：有测试不周到的问题，有版本更新过程操作失误问题，有系统升级机制本身问题，有更新时机选择不合理问题，等等。

发布新版是为了实现客户需求落地，本来是好心做事，结果却适得其反。鉴于需求管理与版本升级的重要性，下面我结合信息科郭主任有关需求管理及版本升级的经验分享，补充并汇总系统需求管理、系统需求开发及版本升级的注意事项。

（1）严控版本要从严控需求开始，需求是版本升级的源头，没有新需求自然就不会有版本升级。

（2）系统上线稳定后，制订版本发布计划，需提交需求申请单，进入审批流程。

（3）对于复杂的、重要但不紧急的、改动太大且会引发更多问题的、还未找到更好解决方案的、临床各科室尚有争议的、易操作但修改较为麻烦的、极个性化的需求，我们先记录下来，后面再慢慢来处理。

（4）上线第一周，只处理系统缺陷，个性化需求先记录，暂不处理。

（5）上线初期是需求爆发增长期，可以每天发布一个或者多个版本，尽量在下午 3 ~ 4 点或晚上 8 ~ 10 点更新。

（6）对于出错的、重要的、严重影响第二天操作的需求，需当天处理。

（7）上线三个月后，尽量控制一周发布一个新版本，周五、周一及节假日前禁止发布新版本。

（8）上线六个月后，尽量控制两周或一个月发布一个新版本。

（9）上线稳定阶段，重在求稳、少犯错误，宁可花多一些时间，也不要引起医疗秩序混乱和临床使用人员不满，最好让他们在无感之中逐步发现 HIS 越来越好用。

（10）影响范围广的需求，选择局部试点更新，试用 2 ~ 3 天后再全面更新。

（11）版本升级务必获得信息科主任同意，必要时签订系统版本更新申请。

（12）版本升级前要做好备份，以便更新出现问题能快速解决或回退版本。

（13）版本升级时需发布通知告知用户；复杂需求需配备系统操作说明或操作流程图；升级更新过程对正在操作系统的用户有影响的，需提前发布更新通知，说明更新影响。

（14）版本升级后，需在正式环境验证系统是否运行正常。

（15）数据库脚本切勿直接在正式库修改，需先在测试库验证再更新。

（16）原则上先更新数据库脚本，再更新程序。

（17）编写视图不要使用"SELECT * FROM"，以避免出现增加字段后视图报错的问题。

（18）第三方接口尽量增加启用控制开关，方便快速启停接口。

（19）对非关键接口增加超时熔断处理，避免出现第三方接口卡顿、运行缓慢导致 HIS 业务无法执行的情况，如合理用药接口、检验检查互认接口、电子健康码接口等。

总结经验：一是方便各位 HIS 项目经理借鉴，避免踩版本升级的"坑"；二是丰富公司知识库，将需求管理规范化、版本升级标准化。

系统升级出现差错，其影响是非常不好的，一是对一线用户造成不便，影响客户满意度；二是影响公司品牌形象。系统出错，任何理由、任何解释都是苍白无力的，若出现严重失误，就算公司老总亲自到客户面前赔礼道歉，其影响都是无法弥补的。因此，我们要遵守规范，做好需求管理，避免版本升级出错或将出错的影响降到最低。

第三十一章　截断需求，准备验收

HIS 上线稳定后，各类报表数据准确，使用科室已暂时没有急切的需求，每周只用处理一些零星的问题，此时是验收较为合适的时机。

很多医院领导、信息科及使用科室希望 HIS 公司工程师待在医院的时间能长一点儿，多占一些免费维护的时间，基于担心 HIS 公司验收后工程师撤离，信息科接手较为困难等原因，主观上想拖着项目不验收。虽然可以理解，但这并不是合理的做法，项目验收并不只是公司方的事情，也是医院方对一项工程建设阶段的了结。如果不验收，医院财务没有办法分摊项目成本，信息科工程师也无法独立成长。在审计方面，超工期和超期付款也会被问责。同时，项目拖得越久，出现问题的概率就越大，原来很好的合作关系可能会变差甚至更糟，信息科会因此"背锅"。

因为我原来在 HIS 公司做过工程部经理，下属工程师们都是靠医院的回款来发项目奖金的，所以对于某些医院没有问题却拖着不验收，感到深恶痛绝又无可奈何。现在由乙方转为甲方信息科主任，我能够换位思考并用同理心来平等看待项目验收的事情。近三年，我们做了 60 多个信息化项目，项目成功验收率达 70% 以上。除部分项目正在实施过程中，绝大多数项目都是我们信息科催着公司来验收的；有部分没有验收的项目是因为公司方不给力，因一些技术问题导致解决时间较长而耽误工期；有部分项目是公司的过程文档太差，无法通过审计；真正难于验收的项目也有，但只是个别，其原因比较复杂也不具备共性，就不在此赘述。基本上与我们合作的公司都比较愉快，各子系统之间的接口需求都是面对面沟通清楚，首先尊重业务流程，然后确定技术方案，最后再决定分配的公司。若出现问题，大家一起排查，再共同商定合理的解决方案，所以我们与 HIS 公司都相处得比较融洽，很少有内耗。这也是我们三年上线了很多项目，效果不错且能很快验收的秘诀。其实这样做，信息科才能集中精力去完成更多新的项目。

当然，我们并非鼓励各医院验收达不到验收标准的项目。验收的标准有两个基本线：一是系统运行平稳，报表数据准确；二是过程文档要完整，经得起审计。

验收前要通知各使用方，最好的方式就是在医院 OA 系统上发布预验收通知，明确告知他们本项目准备验收了，然后限定在一周时间内提交需求，即验收前尽可能提出所有问题。要明确告知本次需求收集是验收前最后一次集中提交，验收后公司仍有一年免费维护期，后面有问题仍会予以解决，以免有人担心验收后公司不再提供服务。此阶段为截断需求，即以此次 OA 通知为一个节点，验收前只解决本次收集上来的需求，以后再有新的需求，不在验收条件之列。

信息科对收集上来的需求进行分类整理，并逐一打电话去确认需求的真实表达。如有人提出经常性出错：要明确在哪个子系统，操作到哪步出错？出错的提示是什么？一周发生几次？以前信息科或 HIS 公司可能不太重视这类需求，但在验收前还是要认真对待，给使用人员一个合理的回应。对于短期容易修改的需求，公司要集中力量抓紧完成并发布版本；对于短期较难完成而又必须修改的需求，可以做一个承诺函，如在验收后 × 个月内完成；对于不合理而不修改的需求，一定要向提出方做出合理的解释，且当面解释比电话或微信沟通的效果要好很多。

截断需求是大型项目验收十分重要的一个节点，主要是因为项目不可能做到没有问题，也不可能让所有的使用人员满意，特别像 HIS 这么复杂且容易出现错误的系统。信息科软件工程师每天大部分的维护工作量，都是在处理 HIS 出现的各种各样的问题。我们不能因为 HIS 还有问题就不予以验收，只要这些问题在可控范围之内，操作性的问题、偶发性的问题可以通过指导培训和后期验证排查来逐步完善。一套 HIS 上线后，常规上需要 1～2 年的时间来优化完善。

有些职能部门和科室可能并不认同以截断需求为界作为验收条件。从技术上的角度来看，主要是因为他们对 HIS 公司产品的交付能力和信息科工程师的维护能力没有信心。例如公司经常几个月都改不好一个小需求，部分信息科工程师一问三不知，把问题都推给公司。这样的项目验收后的确会出现问题，这些问题在前期没有做好，想通过一次 OA 征集需求达到验收的目的，是很难成功的。问题的根源在于早期有没有采购到合适的 HIS 产品，公司有没有派驻合格的项目经理和实施、开发工程师，信息科的项目管理能力和工程师的参与度，等等。虽然验收是我们项目成功的标志，但能否顺利验收在于过程中是否得到使用科室的认可。抛弃一些主观因素，如果所有的过程文档都是齐全的，都有据可查，有数据统计，即便某些部门和科室不愿意签字，也提不出合理的需求，不会影响总体验收，后面章节我们会讲一些验收的方法。

本章主要从技术层面对项目做一次了结，采用的方法就是在 OA 系统上正式发布验收前最后一次需求征集。掌握这个方法并不是万能的，真正能达到验收的目的，仍然是靠平时所做的工作让使用科室满意，能达成项目"可以验收了"的共识。成功验收的关键点还在于我们前面章节所讲的内容都做好、做扎实。

第三十二章　整理文档，提交初验

21世纪初，我们做 HIS 项目，功能模块上齐了，报表基本正确了，就可以验收了。规模大一点的三甲医院，主管副院长召集几个使用部门开个验收会，大家提提意见，公司做好售后服务承诺，就可以在验收报告上签字。二级医院，一般信息科主任签字就可以验收。没有固定的议程和验收文档要求，只要双方认同就可以验收，签字盖章只是一个程序而已。

但现在 HIS 项目做得好不好，已不是简单一张验收报告就可以结束的。全部过程文档要齐全，并且不能出现时间逻辑上的错误。例如：进场开工时间不能早于合同签订时间，即便是公司提前进场，在文档记录上也不能犯此错误。我院 HIS 项目在准备验收时，初步整理出来的文档就有621份，详见图32-1，再加上招标文件、投标文件和合同书等，全部用 A4 纸打印出来有1米多高。这些文档格式大部分沿用 HIS 公司的模板，中途部分文档也经过多次改版以贴合我院的项目开展。但在真正邀请省级专家验收时，我们的文档仍缺失较多，例如《需求规格说明书》《概要设计》《详细设计》《测试报告》等。

南方医科大学顺德医院集成平台、CDR与HIS系统项目（HIS系统子项目）项目验收移交文档清单

序号	文档类型	文档分类	文档名称	数量（份）
1	项目过程类	项目进场准备	《实施条件清单》、《项目组织架构》、《项目实施条件确认》	1
2	项目过程类	进场确认文件	《项目进场申请与确认》	1
3	项目过程类	需求调研	《项目调研方案》	1
4	项目过程类	需求调研	《项目实施内容及范围》	1
5	项目过程类	项目实施方案	《项目实施方案》	1
6	项目过程类	实施计划文件	《项目实施计划》	1
7	项目过程类	字典制作方案及确认单	《字典制作方案》	1
8	项目过程类	字典制作方案及确认单	《字典确认单》	8
9	项目过程类	需求管理文件	《HIS系统需求申请单》	236
10	项目过程类	需求管理文件	《HIS系统需求列表》	2
11	项目过程类	项目培训	《HIS项目培训方案》	1
12	项目过程类	项目培训	《HIS培训签到表》	15
13	项目过程类	项目培训	《HIS培训考核表》	66
14	项目过程类	系统联调文件	《HIS系统联调报告》	3
15	项目过程类	系统联调文件	《主要接口联调报告》	22
16	项目过程类	系统上线及总结文件	《上线准备阶段小结（项目实施范围完成情况确认）》	5
17	项目过程类	系统上线及总结文件	《HIS上线切换方案》	2
18	项目过程类	系统上线及总结文件	《HIS上线报告》	3
19	项目过程类	系统上线及总结文件	《HIS上线总结》	2
20	项目过程类	系统上线及总结文件	《HIS项目实施阶段总结》	1
21	项目过程类	会议纪要文件	《会议纪要》	53
22	项目过程类	项目周报	《项目周报》	121
23	项目过程类	项目变更	《项目变更》（含一次专家意见）	4
24	项目过程类	验收阶段	《验收申请及复函》（含两次专家初验意见）	2
25	项目过程类	验收阶段	《项目验收补充协议》	1
26	技术文档	系统操作说明书	《系统操作说明书》	15
27	技术文档	系统接口文档	《接口文档》	49
28	技术文档	系统表结构说明	《系统表结构说明》	2
29	技术文档	安装手册	《HIS系统安装配置手册》	1
			合计：	621

图 32-1　文档清单

项目过程文档的重要性在于事后审计。像 HIS 这样大型的医院信息化项目，涉及的金额大、人员多、范围广、周期长，必然是被重点审计的对象。审计主要看项目过程文档，也可能到一线去调研使用的状况，大多时候是在文档中发现线索后，再逐步深入的，所以文档编制的完整、合规、合理十分重要。

原则上，这些文档的编制和整理由信息化监理公司来做更为专业，但我院因为当时上级主管部门没有特别要求，医院也为了省一笔监理费用，就没有另外采购监理服务，全部由信息科与 HIS 公司完成。幸好我们都具备一定的监理专业知识（我有信息监理师中级证书），所做出来的文档还是比较齐全和规范的，只是过程很辛苦。在此强烈建议超过 100 万元以上的项目，要聘请专业监理公司，特别是信息科自身能力不强，公司方是重技术而轻文档的，一定要由第三方监理公司来规范过程文档。

现在医院审计一般是经济类，所以从项目立项到招标采购，再到签订合同、实施、验收，全过程文档要完整清晰。例如：招标的功能模块数量要与立项一致，合同的功能清单要与投标文件一致，每一个功能模块要有调研报告、实施计划、培训文档、需求和变更文档、接口文档、测试文档、联调文档、上线计划、方案总结、使用情况表（含科室签字确认）、操作说明书和系统表结构说明等。务必做到合同上有的，都能在过程文档中找到相应的实施记录，要在字面上挑不出毛病。

现在也有 IT 审计，比经济类审计要更深入一些，会关注功能模块使用的效果，像 HIS 这样的大项目总会有一些功能做得不是很好，例如：历史数据迁移、应急系统等，可能功能不完善，或只实现了部分功能。在当前审计越来越规范严格的情况下，招标书的方案最好不要写得太明确，不然最终验收时查证实现不了，会很麻烦。

项目过程文档重在过程积累，事后再补很被动。前期不注重过程文档记录，等到验收时再补，会存在明显的造假痕迹，例如签名类文档：培训签名表、会议纪要签名、关键功能流程确认签名、字典签名等，再例如需求修改单，平时不登记修改的需求，事后补容易漏。还有项目周报，HIS 项目周期长达 1~3 年，周报是所有过程文档中重要的部分，记录了本周完成的工作内容和下周工作计划，只要查看周报就可知道某个阶段做了哪些工作。如果没有写周报的习惯，请务必建立这个习惯，无论是对项目的管控还是对工程师们工作绩效的考核，都是重要的参考材料。有必要的也可以写项目月报，在项目后期工作内容不多的情况下，可以停写周报，只提交月报。

现在 HIS 项目都比较庞大，在正式验收之前，一般会先进行初验。在初验之前，HIS 公司除了整理移交项目过程文档之外，还需要提交一份自检报告，作为初验申请的依据。初验申请一般先对整个项目过程进行描述，最后表示验收材料已整理齐全，具备验收条件，申请予以验收（见图 32-2）。自检报告的内容重点在于列出功能清单，写明完成情况。医院方在接到公司方初验申请后，按合同约定在一定时限内必须书面回复，是否同意验收，若不同意，需要写明理由；若同意，需要尽快组织验收会议。

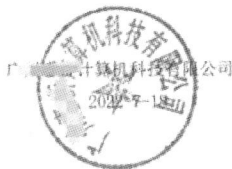

图 32-2 验收申请

初验可以组织医院内部各使用部门负责人和一线代表参加，但由于各使用部门不清楚验收文档的要求，只会提在使用过程中存在的问题，验收往往会达不到初验的效果。最好的方式是请外部专家严格检查过程文档中存在的问题，避免一些低级的错漏。初验的目的是找出问题，为终验打好基础。如果过程文档做得很糟糕，还可以聘请验收监理协助项目验收，或者聘请第三方测评公司进行软件功能模块测评，以增加公信力。

初验的结论可以是通过或不通过。如果不通过，则需要组织第二次初验；如果通过，则需要按专家的意见进行整改，再提出终验申请。初验的专家与终验的专家不一定是同一批人，为了保证终验万无一失，最好再多找一些专家来帮助检查资料，因为每一位专家的关注点不同。如果终验确定是请外部专家，则重点在于做好文档，至于使用部门对软件功能是否满意，则一般不予考虑。因为一套 HIS 能真正让医院使用人员满意的不多，只要已正式上线使用，能保证业务流程正常执行，就达到验收的基本条件。

整理文档，提交初验，是 HIS 项目最终成果的汇总和检验。如果前期的工作做得比较好，这一步应该是比较轻松和容易的，但如果前期没有留下过程记录、实施的效果也不是很理想，则这一步就需要花大量的精力去补漏。所以功夫在平时，不要再奢望医院能轻易地验收 HIS 项目。

第三十三章　专家加持，成功验收

HIS 项目最后一关就是验收，甲、乙双方在验收报告上签字盖章，宣告这一项医院信息化最核心、最复杂的工程的结束，系统正式进入一年免费运维期。

前一章我们讲了初验，材料已整理整改完备，达到了最终验收条件。最终验收会议是正式的、有规范的议程。假如我们是请专家过来验收的，有监理公司，大致的议程如下：

会议主持人一般是主管信息的医院副院长或信息科主任。

主持人先致谢专家组莅临医院帮助指导我院信息化工作，并对 HIS 项目进行验收；再介绍医院方出席的领导、参加验收会的中层干部和监理公司人员。

然后验收专家组选出组长，由组长向院方介绍出席本次验收会议的专家，通常专家们会起身致意，院方人员鼓掌欢迎。专家组人员必须是单数，像 HIS 这样的大项目，专家至少是 7 人。专家的选择最好平衡一些，例如每个大学的附属医院或省市属医院各选一人，有的验收也会有财务或法律方面的专家参与。

接下来的议程都由专家组长来主持。

第一项，常规是由医院信息科主任介绍 HIS 项目建设的总体情况，约 15 分钟。

第二项，由 HIS 承建公司介绍项目建设详细内容，主要是对标合同内容讲解，约 30 分钟。

第三项，由监理公司介绍项目执行情况，主要是项目过程内容，重点是讲清楚有变更的内容，约 15 分钟。

第四项，由专家组进行质询。一般按专家的座位顺序逐个提问或谁先有问题先提问，组长最后总结性提问。根据询问的内容不同，医院方、HIS 公司和监理方都要认真回答，监理方要做好会议记录，约 1 小时。

第五项，医院方和监理方所有人退场，专家组成员闭门讨论，形成验收报告，打印多份，每位专家逐份签字，约 30 分钟。

第六项，召回医院方和监理方所有参会人员，由专家组长正式宣布验收结论，并将验收报告移交给医院方。医院方最高级别领导致谢，宣告验收会议结束，约 5 分钟。

HIS 项目验收会议一般预计 3 个小时，其内容形式根据各地各医院情况可能略有差异。

专家组成员，可以由医院方自己邀请，但容易在后面遭审计或纪委质疑，为此我们的做法是委托广东省医院协会医院信息化专业委员会推荐专家给我们，由医院出具正式的函件给广东省医院协会。函件大致内容是：

我院 HIS 项目于×年×月×日正式启动，历时××个月，承建方已完成合同内容并通过了初步验收。目前系统运行正常，准备进行最终验收。鉴于贵协会医院信息化专业委员会是省内最权威的专委会，特委托推荐×名专家对我院 HIS 项目进行终验评审，出具评审意见，盼望贵协会予以大力支持！联系人：×××，电话：×××××××，特此函达。落款盖章。

协会接受委托后也会正式回函，函件大致内容是：

贵院来函已收悉！经研究，协会组织专家一行×人于×月×日赴贵院进行 HIS 项目验收评审工作。具体专家名单如下……请予以接待为谢！联系人：×××，电话：××××××××。落款盖章。

协会与医院会签订一份委托服务协议，专家劳务费、交通费、餐饮等相关费用均包含在协议总价内。协会为非营利组织，基本上是义务帮助医院进行合规性验收，这也是潘晓雷从医院信息科主任到广东省医院协会担任副秘书长后，给各医院提供的一项很有价值的服务。

最终验收同样有两种结论：通过或不通过。在专家质询的环节中，每位专家都会提出很多问题，有些问题不一定存在，因为专家在很短时间内不可能全面了解每一个细节，这时需要医院方、HIS 公司和监理方给予解惑；有些问题的确存在，例如专家会发现缺少某些过程文档、签字，某些项目变更依据不充分等，这些问题都不是很大，监理方记录下来以后，可以事后再补漏。如果过程文档实在很糟糕、缺少重要的用户使用意见签字、项目严重超期且没有变更文档、现场医院方还有不同的意见，专家们也会验收不通过。因为专家是医院协会抽取的，专家费也是由协会来发放的，可以保证一定的公正性，而且专家也有相应的责任，每位专家都会慎重对待这类大项目。

验收报告一般只有一页，广东省内基本形成一定的范式，验收意见一般不会超过 5 条，如图 33 -1 所示。

南方医科大学顺德医院
专家验收报告

项目名称	南▮医科大▮▮顺▮▮▮系▮▮▮▮CDR▮与 HIS 系统项目
合同编号	HT-XX▮▮▮▮▮▮▮▮▮▮▮01
建设单位	南方医科大学顺德医院（佛山市顺德区第一人民医院）
承建单位	广州▮▮▮▮▮▮▮▮▮▮▮司

　　20▮▮ 年 ▮▮ 月 ▮ 日广东省医院协会组织专家在南方医科大学顺德医院(佛山市顺德区第一人民医院)1号会议室召开"南▮▮医▮▮大▮顺▮▮▮院系▮▮▮▮▮CDR▮与 HIS 系统"项目(以下简称"项目")的验收会议。专家听取了建设单位和承建单位对项目的建设情况汇报，审阅相关项目文档，经质询和讨论，形成以下意见：

　　1. 项目文档齐全，符合合同验收要求；

　　2. 项目完成了合同要求的建设内容，达到建设目标；

　　3. 系统运行稳定，满足用户需求；

　　4. 项目变更手续规范。

　　专家组一致同意本项目验收通过。

专家签字	
	（▮▮▮医▮▮▮会▮ 盖章） ▮▮▮▮年 ▮ 月 ▮2 日

图 33 - 1　专家验收报告

　　因为 HIS 项目过程文档较多，所以我们给每位专家配了笔记本电脑，把所有文档都扫描成 PDF 文件存放在电脑桌面的一个文件夹内，并做好清单编号，以便专家查找相应的文档内容。打印的纸质过程文档放在会议台面上，供喜欢看纸质版的专家取阅。

　　医院方要安排专人全程接待指引，医院较大或会议室路线复杂的，要提前给予图文指引，在关键位置设置指引牌或安排人员带路。因为专家一般从不同地方出发，到达医院的时间也不统一，要提前预留好车位，专家离开时，要给停车票或扫码登记车牌。会场要准备好白纸和笔，放在专家姓名牌下方。医院方、HIS 公司和监理方在会议台上就座的也要摆放姓名牌，专家组长的姓名牌摆放在医院出席最高领导的正对面。医院信息科主任、HIS 公司和监理公司人员坐在会议电脑的旁边，其他工作人员坐在后排，以便轮流发言和回答提问。会场准备盒装抽纸、茶水或瓶装水即可，一般不准备水果、点心之类。会前要提前调试好投影、PPT 和话筒音响，提前安排好宣传科或办公室的同事负责照相。若有必要，可以在医院显眼位置的电子大屏上播放"热烈欢迎专家来院验收"字样。要热情大方、庄重得体，体现医院良好的精神风貌，给专家们留下良好的印象。

回答专家质询，要虚心请教，因为每一位专家都是业内知名精英，他们经历过的 HIS 验收项目及对 HIS 的理解深度都是值得我们学习的。对于一些共性的问题，可能专家所在的医院也做不到或做不好。对于一些非原则性的问题，专家最后合议时，一般会通过验收，不会将这些问题写在验收报告上，自己记录下来事后整改即可。

HIS 验收既是一个项目的结束，又是信息科全面接手运维的开始。验收之后，医院和公司的心态都会发生变化，即公司的技术支持力度会逐步变弱，医院也不会再提交太多的需求，临床提的需求也会减少，HIS 的稳定性会增强。好的 HIS 只要有运维，用 10 年以上基本没有问题。

在此祝愿每家 HIS 公司的 HIS 产品在每家医院上线时都能顺顺利利，和和美美！

▰ HIS 公司观点

◈ 目标于心，砥砺前行 ◈

记得有位医疗信息化前辈说过，不想着验收的项目就是耍流氓。确实，做项目一定要有强烈的目标感，项目经理除了自身要有极强的目标感外，在项目实施过程中也要培养项目团队成员的目标感与集体荣誉感。目标感不仅是一种愿望，还是一种强烈的使命感，它驱使我们去实现预设的目标，克服项目过程遇到的各种困难。做 HIS 项目要求整个项目团队有一颗强大的心，遇到问题就解决问题，不达目的不罢休。

顺德医院项目从项目进场那天起，我就把项目验收及做标杆项目作为项目团队的最终目标。我会经常跟项目团队成员沟通，以过来人的经验跟项目团队成员讲述做好顺德医院项目对于个人发展的意义，告诉他们能参与大型三甲医院 HIS 项目建设，并跟着医疗信息化大佬信息科郭主任学习，是一件很荣幸的事。信息科郭主任在项目启动后，跟我们说要将 HIS 上线过程写成一本书，一想到自己参与的项目实施过程会编成书，大家都异常兴奋，我估计这也是信息科郭主任管理项目干系人的策略。当然不管遇到什么项目或遇到什么客户，我们都要用心去做，完成公司赋予的使命，这就是 HIS 项目人应有的职业素养。

HIS 项目周期都较长，而且工作很艰辛，为了赶进度，项目团队常常加班，系统上线后有时半夜会接到信息科的咨询电话，但因为有目标感、使命感，大家都能克服困难，朝着项目目标一步步前行。由于适逢新冠疫情，顺德医院项目从进场到验收历时3年，在实施过程中也有个别同事由于个人原因离职，但都是在完成了项目上线、验收等阶段目标之后的事了。

有了目标，项目团队还要清楚实现目标的途径。要实现项目验收目标，项目经理及项目团队成员需要清楚项目验收的标准，在第三十一章中，信息科郭主任指出项目验收的标准有两个基本线：一是系统运行平稳，报表数据准确；二是过程文档要完整，经得起审计。作为乙方项目经理，我将其理解为：一是系统好用，能满足临床用户及院方管理层日常工作需要，让客户满意；二是系统功能符合合同要求，项目过程文档齐全。

先说说第一点，对于客户满意度，首先我们要明白，做HIS项目不可能做到所有人都满意，有些需求本身就存在满足部分人要求而对另外一部分人造成不便的情况，特别是一些政策性需求，比如说最近上线的检验检查结果互认接口需求，满足了管理者及广大患者的需要，但临床医生觉得开检验检查没有以前便利了，多了很多操作步骤，导致速度慢没有收益，还提高了药费比。因此做HIS项目，我们只能尽量让大家满意，让大部分人满意或者让关键相关方满意。

系统是否好用，客户是否满意，是一个很主观的评价。在系统上线后，进行项目验收前，我们可以从系统功能、性能及工程师服务态度、能力等多个角度编制满意度调查表，开展满意度调查，将主观的评价转化为可以科学统计的数据。在做满意度调查过程中，收集用户意见，针对收集的用户意见，项目团队需要认真分析，落实改进，在改进系统问题后，再次回访，持续改进。客户满意度是会发生变化的，之前不满的经过多轮沟通并改进后，会改变看法。项目经理和工程师们不要因为客户不满或者客户脾气大而敬而远之，越是不满意的客户，越是要多接触。值得一提的是，在进行客户满意度调查之前，项目经理需跟公司做好沟通，提前准备处理问题的人力资源，不要出现能收集问题，却一直不能解决问题的情况。如果这样就会适得其反，导致客户越来越不满意。

另外，客户满意度与客户期望值有很大关系，期望越高，满意度可能越低；期望越低，反而容易令其喜出望外。如何降低用户期望值，第二章有详细讲解，在此不再重述。

再说说第二点，系统功能符合合同要求，这一点无可厚非。公司给到客户的系统肯定要符合合同要求，包括功能参数、性能参数及相关产品说明文档。参数可以等同于或高于合同要求，可以增配但不能减配，公司愿意的话也可以额外赠送一些功能。值得一提的是，HIS项目实施周期长，在项目执行过程中，由于政策变化、院方使用部门需求变化等，部分合同内容可能不符合用户需求，需要删减或变更的，甲、乙双方需要签订变更协议，必要时可以请医疗信息化专家进行变更评审。合同内容变更通常由系统使用部门提出变更申请，甲、乙双方项目团队进行变更内容工作量及金额评估，双方再召开会议，组织专家进行变更合理性评审，最后甲、乙双方签订补充协议，完成变更流程。原则上，项目内容变更，金额不能超过 10%，超过 10% 的，则需要重新招标。

在项目验收阶段，医院方可以请第三方公司对建设系统进行第三方测评，第三方公司根据合同及招投标文件进行系统功能符合性测试，测试不通过的，乙方进行整改；测试通过的，则出具第三方软件测评报告，表明承建方已经按照合同要求，完成了系统建设工作。

项目过程文档除了合同明确要求的需要移交甲方的文档外，还包含合同未标明的其他项目实施过程文档，包括但不限于项目周报、项目会议纪要、需求规格说明书、概要设计说明书、详细设计说明书、测试报告、用户意见书、工程变更文档等。顾名思义，项目过程文档是在项目实施过程中产生的，项目团队在项目实施过程中需按时输出的各种文档，需要客户及时签字确认，到验收阶段就只需要整理汇总，并装订成册。如果有监理，则按照监理要求提供文档；如果没有监理，可以参考其他有监理的项目所输出的文档。

目前，大多数医疗信息化项目的验收方式是组织验收会议进行验收评审，一般是甲方邀请医疗信息化专家进行验收。专家验收除了到现场核验系统使用情况外，主要还是对项目过程文档进行评审验收，因此项目过程文档是否完善、项目输出成果是否有甲方签字确认，对于项目能否成功通过专家验收有直接影响。

项目验收前，在完成项目验收文档整理汇总后，公司可以请业内专家对验收文档进行预审，并在正式验收前完成专家预审意见整改。虚心请教总是不会有错的。

HIS 项目验收实际上是一个复杂而艰巨的过程。客户满意、项目过程文档完善是必备条件。此外，我们经常会遇到一种情况，项目已经达到验收标准，甲方关键相关方也同意验收，但是项目迟迟无法验收。这种情况，我们很难说是乙方没有做好，或者说是甲方故意刁难，实际上项目无法验收对甲、乙双方都不利，没有验收，项目无法结项，乙方收不到验收款，项目免费运维期也会延后，项目团队人员得不到释放，成本日益增加，随之而来的是服务质量得不到保障。此时，最好的办法是甲、乙双方坦诚沟通，对项目验收达成契约，明确验收标准与验收计划，对验收计划签字确认。当双方按照计划完成约定内容则进行项目验收。人与人之间做过承诺，就不易抵赖，如果项目经理无法与甲方达成验收契约，则果断请求公司销售或管理层介入，直到与甲方达成验收契约。

虽然甲、乙双方已经签订了验收计划，甲方对验收已经有了承诺，但只要一天没有签订验收报告，项目经理的心就一直悬着。对于这种焦急等待验收会议召开的心理，我是深有体会的，所以说，项目经理及项目团队成员要有一颗强大的心，能承受各种压力。

在此建议每位项目经理在项目验收结束后，学会总结经验教训，在公司范围内进行分享交流，大家相互学习；公司平时也可多邀请医疗信息化专家前来讲课，教授项目实施管理经验，破解项目管理及项目验收难题。

南方医科大学顺德医院 HIS 成功上线合影见图 33-2。

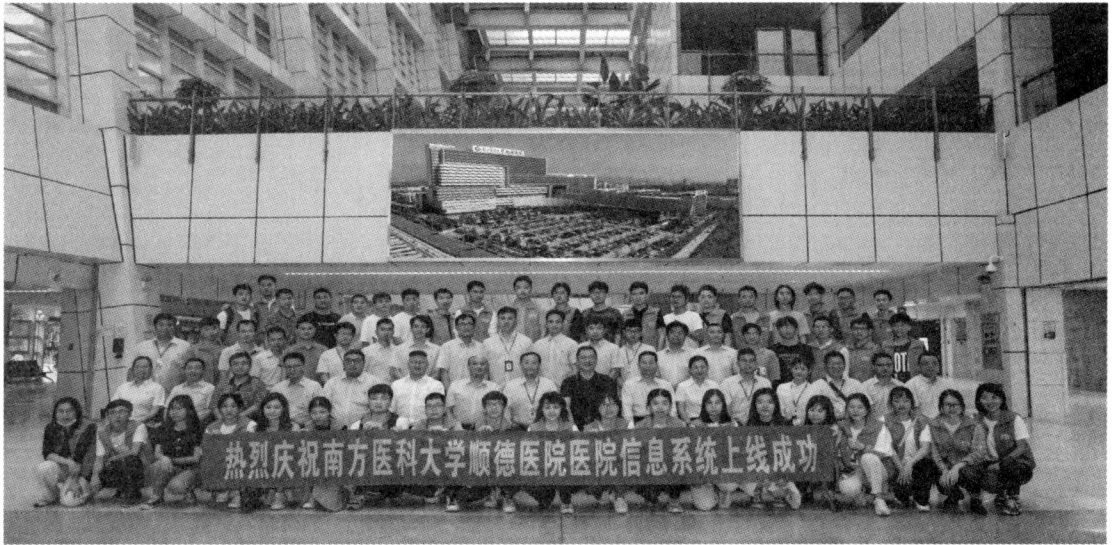

从左到右

第一排	卢佳琪	林葵生	李远霞	吴俏婷	梁君仪	蔡敏旋	王 睿	徐梓豪	曹 宏 王 彤
	黄 祺	沈舒婷	尹叶芬	颜小眉	邹锦花	张冬雪	周润意	林海明	赵 凤
第二排	林奕虹	阮 斌	赵芳启	郑华国	何敬成	李 铁	郭扬帆	王华峰	田 柯 魏华文
	陈瑞婷	罗志康	扶 英	郑 巍	卢官荣	刘水平			
第三排	陈健军	高雅乐	唐 剑	梁意星	温演锐	邵 骏	李喜彬	潘皓彬	梁闻一 马志毅
	何旭健	杨嘉星	符区茂	曾耀毅	麦振力	刘沛祺	周满福	邓立华	庄啟烨 邹献浩
第四排	张嘉禾	卢文杰	李建平	王伟强	刘金山	刘 铭	闫 林	林钰峰	杨志立 余东威
	何元坤	陆磊力	叶志坚	陈名海	梁 发	王观满	何俊峰	林润信	刘博维 吴增权

图 33 - 2 南方医科大学顺德医院 HIS 成功上线合影

附录　项目过程文档示例

　　本附录过程文档仅为广东阳普智慧医疗信息科技有限公司的内部文档，仅适用于本公司内部项目过程管理，且会不断优化更新。文档格式内容仅供参考，读者可以根据自身管理要求，制作适合自己的过程文档。

附录 1

<h2 style="text-align:center">××医院 ××建设项目
项目实施条件确认表</h2>

（一）医院信息化小组名单

成员角色	姓名	联系电话	具体职责
项目总体负责人			
信息科项目负责人			
医务科负责人			
护理部负责人			
药学科负责人			
物价科负责人			
财务科负责人			
其他项目组成员			
……			

　　职责包括：1. 项目总体规划及安排；2. 项目沟通与协调；3. 项目过程文档签订；4. 需求负责人，5. 字典负责人，等等。

（二）汇报方式确认

汇报内容	汇报频率	汇报方式	汇报对象	备注
项目进度	☐ 每月　☐ 每周 ☐ 每日　☐ 其他	☐ 邮件　☐ 微信 ☐ 电话　☐ 其他		项目周报需要签字确认
问题列表	☐ 每月　☐ 每周 ☐ 每日　☐ 其他	☐ 邮件　☐ 微信 ☐ 电话　☐ 其他		
项目例会	☐ 每月　☐ 每周 ☐ 每日　☐ 其他	会议形式		建议上线期间每天召开，其他时间每周召开
重大事件	即时汇报	根据需要决定		
……				

（三）项目实施条件确认

1. 服务器准备情况

编号	服务器名称	型号	数量	内存	容量	备注
1	数据库服务器					建议与中间层分开
2	中间层服务器					建议中间层服务器为两台以上
……						

2. 工作站准备情况

编号	工作站安装	数量	备注
1	工作站安装总数（包括医生站客户端，护士客户端、收费处客户端和药房客户端）		
2	Windows 10/Windows 11 系统		
3	Windows 7		该部分电脑要换成 Windows 10 以上操作系统
4	CPU≥8 核		
5	CPU < 8 核		如果条件允许建议换成 8 核以上
6	内存≥8G		
7	内存 <8G		需增加到 8G 及以上
8	显示器≥24 寸		
9	显示器 <24 寸		建议更换到 24 寸及以上

3. 第三方软件接口

编号	系统名称	供应商	数据库	系统运行情况
1	检验系统	（说明是哪家公司的产品，以便我们做好相关接口准备）	（说明使用的是什么数据库，例如 Oracle、SQL Server）	（说明系统大概于何时上线，目前版本是否为最新，近期是否需要更换系统，是否有一些模块未上线等）
2	体检系统			
3	PACS			
……				

4. 打印机准备情况

编号	打印机型号	打印机数量	备注
1			每个住院科室至少1台，门诊条码打印处至少3台，至少有3台备用
2			
3			
……			

（四）演示程序安装确认

编号	内容	结果
1	是否安装演示程序	
2	安装电脑数量及具体位置	
3	操作系统安装情况	
4	数据库安装情况	
……		

（五）启动会议确认

编号	内容	结果
1	会议时间	
2	参会人员	院长： 副院长： 其他人员：
……		

（六）接口事宜确认

编号	内容	结果
1	接口方案讨论时间	
2	接口方案讨论参与人员	
……		

（七）需求调研工作确认

编号	内容	结果
1	调研方式（可多选）	□现场调研　□座谈调研 □问卷调查　□演示调查 □其他＿＿＿＿＿＿＿＿＿

建设方调研 负责人姓名	科室	职位	联系方式

（八）本文确认

建设方确认	客户项目负责人 意见及签名、日期	年　　月　　日
承建方确认	项目经理 意见及签名、日期	年　　月　　日

附录 **2**

项目进场通知书

致：××医院

我司已完成贵院××系统建设项目的前期准备工作，将于××××年××月××日正式进场实施，请予以审核批准。

××公司

（单位签章）　　年　月　日

今已收到进场通知书。

项目主管：

建设单位：××医院

（单位签章）　　年　月　日

附录 3

启动会议签到表

会议主题						
会议时间				会议地点		
签 到 记 录						
姓名	科室	职务		姓名	科室	职务

本次参加实际人数为：_____人，缺席_____人。

缺席人员缺席原因：

备注：

附录 **4**

会议纪要

会议主题	××医院××项目启动会		
会议时间	××××-××-××　××:××-××:××	地点	
主持		会议记录员	
参加人员	建设方：		
	承建方：		

会议纪要：

（内容要求）

1. 建设方领导讲话概述

2. 承建方领导讲话概述

3. 承建方项目经理讲话概述（需要建设方配合工作重点）

4. 建设方项目负责人讲话概述

会议决议：

决议确认签名：

××医院××项目
调研方案

××××－××－××

1 调研说明

项目调研是项目建设过程中的重要环节，它是确认实施条件和明确项目实施范围的过程；是制订项目实施计划的依据，是实施过程各阶段工作的指引。调研的主要内容有医院概况调研、实施环境调研、系统流程及功能调研、系统接口调研、仪器接口调研。本次调研的方式如下：

- 现场调研。
- 座谈调研。
- 问卷调查。

2 调研方案（请根据实际情况进行填写）

2.1 医院概况

2.1.1 准备内容

公司方：提前了解医院的基本情况。

医院方：清楚医院基本情况及各科业务的相关人员。

2.1.2 时间安排

- 总时间：1 小时。
- 详细分配：

（1）电话访谈：0.5 小时到 1 小时。

（2）面对面访谈：1 小时。

- 计划调研时间：××××-××-××。

2.1.3 人员安排

安排方	人员安排	职责及要求
院方	信息科和临床科室负责人，或科室领导指派的人员	全面了解医院的基本情况及项目实施环境
公司	项目负责人、调研员	主要负责信息收集与记录

2.1.4 调研内容

编号	详细内容	说明
1	医院的科室数量	医院的临床科室和医技科室数量
2	医院的业务量	每天的门诊、住院业务量
3	医院是否有使用过 HIS	旧 HIS 厂家及使用的范围

（续上表）

编号	详细内容	说明
4	医院是否包含分院和外院的门诊部	主要了解分院的网络和 HIS 情况，数据库共库或分库管理
5	全院科室需安装系统的工作站数量	如医生工作站、护士工作站、收费处等
......		

2.2 实施环境

2.2.1 准备内容

公司方：调研前三天，将系统的软硬件环境配置文档发给医院方确认。

医院方：准备好系统服务器及服务器管理员的配合。

2.2.2 时间安排

- 总时间：1 天。
- 详细分配：

（1）进场前邮件确认：跨时一天，未回复则电话提醒。

（2）进场后再次确认：1 小时到 2 小时。

- 计划调研时间：××××-××-××。

2.2.3 人员安排

安排方	人员安排	职责及要求
院方	服务器管理员：1 名	负责服务器管理与调配，为项目实施提供完善的设备环境
公司	调研负责人：1 名	主要负责服务器等项目启动必备条件的确认

2.2.4 调研内容

编号	详细内容	说明
1	确认数据库服务器是否到位，相关配置是否达到项目实施要求	
2	确认中间层服务器是否到位，相关配置是否达到项目实施要求	数据库服务器与中间层服务器可以共用服务器，但须根据医院的实际情况确定
3	服务器操作系统是否已安装到位，相关配置是否达到项目实施要求	
4	服务器杀毒软件是否已安装	
5	服务器中间层 IIS 是否已安装	
6	服务器是否已联入医院网络	
7	科室客户端电脑准备情况	
8	确认打印机	打印机型号及通信类型
......		

2.3　系统流程及功能

2.3.1　准备内容

公司方：提前将标准的业务流程图以及标准的功能模块文档发给医院方。

医院方：安排系统负责人确认流程及功能。

2.3.2　时间安排

- 总时间：1~2 天。
- 详细分配：

（1）门诊流程。

（2）住院流程。

- 计划调研时间：××××-××-××至××××-××-××。

2.3.3　人员安排

安排方	人员安排	职责及要求
院方	信息科、医务科、护理部、相关临床科室指派的负责人各 1 名	涉及各科室业务流程和功能确认，分布进行调研
公司	调研负责人：1 名 调研人员：1 名	主要负责业务流程调研及需求收集

2.3.4　调研内容

门诊量平均人数/人	门诊科室总数/个	门诊人数最多的科室人数/人	是否上挂号系统
调研内容		实际情况填写	
基本信息	挂号处总数/挂号窗口总数		
	分诊处个数		
	医生工作站总数/门诊科室个数		
	收费窗口总数/收费处个数		
	药房发药窗口总数/药房个数		
	输液系统站点总数/输液处个数		
其他信息	处方在什么环节（场所）打印		
	收费清单在什么环节（场所）打印		
	指引单在什么环节（场所）打印		
	建档场所，由谁操作		

2.4 系统接口

2.4.1 准备内容

公司方：提前将系统接口方案发给医院方做准备。

医院方：根据医院的业务流程和 HIS 准备接口。

2.4.2 时间安排

- 总时间：1~2 天。
- 详细分配：

（1）门诊确认：半天到 1 天。

（2）住院确认：半天到 1 天。

（3）体检确认：半天到 1 天。

- 计划调研时间：××××－××－××至××××－××－××。

2.4.3 人员安排

安排方	人员安排	职责及要求
院方	信息科负责人：1 名 门诊系统负责人：1 名 住院系统负责人：1 名 体检系统负责人：1 名 其他系统负责人：1 名	讨论接口业务流程，并确定接口方案和开发计划
公司	调研负责人：1 名	负责接口的流程讨论与方案确定

2.4.4 调研内容

调研内容		实际情况填写
接口信息	检验系统	
	PACS	
	医保接口	
	病案接口	
	药库接口	
	收费显示屏接口	
	药房大屏接口	
	分诊显示屏接口	
	分诊语音叫号接口	
	医保、农合接口	
	其他接口	

2.5　仪器接口（检验项目特有，如不需此项可以删除）

2.5.1　准备内容

公司方：将仪器调研单发给医院方做准备。

医院方：汇总全院的检验仪器，填写仪器调研单。

2.5.2　时间安排

- 总时间：1~2 天。
- 详细分配：

（1）仪器列表确认。

（2）仪器需求确认。

- 计划调研时间：××××-××-××至××××-××-××。

2.5.3　人员安排

安排方	人员安排	职责及要求
院方	检验科各专业组组长或指派人员	主要协助仪器需求收集
公司	调研负责人：1 名	主要负责仪器调研与需求收集

2.5.4　调研内容

编号	详细内容	说明
1	仪器的清单	专业组、检测项目
2	仪器的通信类型	单向通信/双向通信
3	仪器数据线	是否已配备通信数据线
4	仪器与 LIS 交互	仪器上机登记患者信息，是自动分配标本号，还是上机前扫描分配标本号
5	仪器的结果时间	采用当前时间或者检测时间

注：当以上的所有调研完成后，必须完成《项目调研报告》，并经双方核实后签字确认。

3　本文确认

建设方确认	客户项目负责人 意见及签名、日期	年　　月　　日
承建方确认	项目经理 意见及签名、日期	年　　月　　日

附录 6

××项目需求调研问卷
（××系统）

调研人：   调研日期：

第一部分：

门诊量平均人数/人	门诊科室总数/个	门诊人数最多的科室人数/人	是否上挂号系统

调研内容		实际情况填写
基本信息	挂号处总数/挂号窗口总数	
	分诊处个数	
	医生工作站总数/门诊科室个数	
	收费窗口总数/收费处个数	
	药房发药窗口总数/药房个数	
	输液系统站点总数/输液处个数	
接口信息	检验系统	
	PACS	
	医保接口	
	病案接口	
	药库接口	
	收费显示屏接口	
	药房大屏接口	
	分诊显示屏接口	
	分诊语音叫号接口	
	医保、农合接口	
	其他接口	
其他信息	处方在什么环节（场所）打印	
	收费清单在什么环节（场所）打印	
	指引单在什么环节（场所）打印	
	建档场所，由谁操作	

第二部分：

1. 是否免挂号？

A 是　　　　　　　　B 否

2. 是否需要预约功能？

A 是　　　　　　　　B 否

3. 如果启用预约功能，预约方式为

A 电话　　　　　　B 现场　　　　　　C 短信　　　　　　D 其他：

4. 是否需要护士分诊？

A 是　　　　　　　　B 否

5. 是否使用诊疗卡？

A 是　　　　　　　　B 否

6. 如使用诊疗卡，如何标识病人姓名？

A 手工填写　　　　B 标签打印　　　　C 其他：

7. 如使用诊疗卡，采用哪种方式？

A 定做诊疗卡时将卡号写好，使用时直接读取

B 定做诊疗卡时卡号为空，病人登记时将卡号写入诊疗卡

8. 其他建议和补充需求：

门诊挂号系统需求调研

如果客户使用免挂号方式，此调研取消。

1. 医院采用的挂号模式为

A 必须挂号　　　　B 非必须挂号　　　C 完全不挂号

2. 病人就诊排队方法为

A 根据挂号先后顺序排队就诊

B 根据病人到护士站报到先后顺序排队就诊

3. 挂号小票上的候诊号生成规则为

A 每天每个科室从 1 开始

B 每个医生从 1 开始，挂号时不选择医生则按科室从 1 开始

4. 如果需要分诊，需要的分诊模式为

A 一次分诊（挂到医生）

B 二次分诊（挂到科室后再分诊到医生）

C 都需要

5. 医生是否限号？

A 是　　　　　　　B 否

6. 是否根据不同挂号身份收取挂号费和诊金？

A 是　　　　　　　B 否

7. 挂号发票格式为

A 挂号专用发票　　B 门诊收费发票

8. 是否每天做日结并上缴财务？

A 是　　　　　　　B 否

9. 日结后能否退费？

A 能　　　　　　　B 不能

10. 不同挂号员之间能否退费？

A 能　　　　　　　B 不能

11. 如何控制退号？

A 任何情况下都可以退号

B 医生未接诊前允许退号

C 医生未开方时允许退号

12. 是否可用新患者信息挂号（即不登记个人信息直接挂号）？

A 是　　　　　　　B 否

13. 门诊患者有几种费用类别？

A 自费

B 医保

C 其他：_____

14. 本院门诊挂号科室有_____个，分别是哪些科室（提示：如外科、内科）：

15. 其他建议和补充需求：

门诊分诊系统需求调研

1. 如果需要分诊，需要的分诊模式为

A 一次分诊（挂号到医生）

B 二次分诊（挂号到科室后再分诊到医生）

C 都需要

2. 是否对挂号到医生的患者自动分诊（如果客户使用免挂号，则不需要选择）？

A 是

B 否

C 暂不确定，需根据使用后实际情况确定

3. 排队号单据打印方式为

A 分诊后自动打印

B 分诊后手动打印

C 不打印排队号，患者候诊列表通过分诊显示程序显示到液晶显示屏

4. 是否有医生排班？

A 有　　　　　　　　B 没有

5. 是否需要预约？

A 需要　　　　　　　B 不需要

6. 是否需要在分诊处打印处方和申请单？

A 需要　　　　　　　B 不需要

7. 复诊患者是否需要再分诊排队？

A 需要　　　　　　　B 不需要

8. 是否需要安装语音叫号功能？

A 需要　　　　　　　B 不需要

9. 其他建议和补充需求：

门诊医生工作站需求调研

1. 医生工作站是否配备读卡（诊疗卡）机？

A 是　　　　　　B 否

2. 是否必须录入诊断？

A 不需要

B 所有处方提交时都需要有诊断

C 含有检验、检查项目的处方才需要录入诊断

3. 处方打印采取何种方法？

A 医生提交后即刻打印交患者

B 医生提交后不打印，由护士站统一打印交药房

C 药房打印

D 不打印

4. 检验程序是否需做接口?

A 需要   B 不需要

5. 是否根据不同医生设置录入限制（药品权限、检查权限、检验权限、治疗权限)?

A 是   B 否

6. 存在分诊台的情况下，患者未经过分诊是否可以直接到医生处就诊?

A 是   B 否

7. 上一次未交诊金挂号费的患者，是否需补交诊金挂号费才能看病?

A 是   B 否

8. 其他建议和补充需求:

门诊收费系统需求调研

1. 门诊是否有多个收费分组?

A 是   B 否

2. 门诊收费窗口是否需要双屏显示?

A 需要   B 不需要

3. 收费发票计算方式（出票方式）为

A 只出一张发票   B 按处方出发票   C 按处方和执行科室出发票

4. 是否打印患者费用清单?

A 打印   B 不打印

5. 门诊收费有几种支付方式?

A 人工窗口   B 自助机   C 微信/支付宝

6. 门诊收费是否指定窗口号?

A 是   B 否   C 否，但是个别窗口需指定窗口

7. 是否根据医生身份自动弹出诊金挂号费?（是否自动加收费用?)

A 是   B 否

8. 建档完成后是否自动增加新记录?

A 是   B 否

9. 是否存在部分退费的情况?

A 存在   B 不存在

10. 如果诊金挂号费采用自动加收模式，需求按以下哪种情况加收？

A 12 小时内，按就诊医生人次收诊金挂号费

B 12 小时内，按就诊科室个数收诊金挂号费

C 其他：

11. 新患者建档时哪些项目是必需录入才能保存的？

12. 其他建议及补充需求：

门诊药房系统需求调研

1. 药房发药单是否自动打印？

A 是　　　　　　　B 否

2. 药房发药模式为

A 发药、配药分开　B 发药、配药混合

3. 药房患者列表是否自动刷新？

A 是　　　　　　　B 否

4. 药房是否有大屏显示？

A 是　　　　　　　B 否

5. 药房是否有语音提示？

A 是　　　　　　　B 否

6. 退费管理为

A 任何时候患者需要都可退费　　　　　　B 需由医生填写退费单

7. 是否存在部分退费的情况？

A 存在　　　　　　B 不存在

8. 是否需要根据收费楼层指定发药窗口？

A 需要　　　　　　B 不需要

9. 其他建议及补充需求：

门诊输液系统需求调研

1. 是否需要录入皮试结果？
A 需要　　　　　　　　B 不需要
2. 自动获取输液单模式为
A 获取所有患者的输液单　　　　　　　　B 获取指定科室的输液单
3. 是否自动打印输液单？
A 是　　　　　　　B 否
4. 是否自动打印贴瓶单？
A 是　　　　　　　B 否
5. 是否可以重复打印输液单？
A 是　　　　　　　B 否
6. 单患者输液单打印方式为
A 一次性打印　　　B 按日期打印
7. 其他建议及补充需求：

门诊报表调研

1. 常用系统表单为
A 挂号发票（可选）
B 收费发票
C 费用清单（可选）
D 缴款报表（挂号、收费）
E 缴款报表汇总
F 发药单
G 输液单
H 贴瓶单
I 处方格式（西药、草药、治疗）
J 申请单（可选）
K 指引单（可选）
2. 需要以下哪些报表？
A 门诊收费员缴款日报
B 门诊收费员分类日报

C 药房药品出库量统计

D 发药工作量统计

E 配药工作量统计

F 收费员日结汇总表

G 门诊就诊人员动态分析表

H 门诊发卡动态

I 电子处方动态

J 门诊临床诊断分布表

K 收费员工作量统计

L 财务账单码统计报表

M 经管科室收入统计报表

N 医生工作量统计

O 门诊日志

P 收费员金额汇总表

3. 当某一栏目数据为空时，需要如何显示？

A 显示为"0"

B 显示为"—"

C 显示为空

D 显示为"Null"

E 其他：

4. 报表打印前是否需要导出功能？

A 需要先导出，整理好再打印

B 不需要导出，直接打印

C 有些报表需要 A 操作，其他的都可以直接打印

××医院××项目
需求调研报告

××××-××-××

一、前言

本文档由承建方项目经理组织项目相关人员编写，针对项目需求调研结果进行整理归纳，双方形成一致理解。本文档作为《项目实施内容及范围》编写的依据，文中需求仅指客户对项目建设的要求和期望，需经双方进一步详细分析后才能够形成《项目实施内容及范围》中的个性化需求。

二、基本情况

编号	调研项目	调研结果	备注
1	医院级别		
2	门诊日均就诊量		
3	住院平均在院人数		
4	门诊科室总数		
5	门诊诊室总数		
6	住院病区总数		
7	住院病区最多病人数量		
8	患者平均住院天数		
9	医生人数		
10	护士人数		
11	院外门诊部个数		
12	分院数量		
13	现使用 HIS 厂商及年限		
14	现使用电子病历厂商及年限		

三、实施环境情况

编号	调研项目	调研结果	备注
1	确认数据库服务器是否到位，相关配置是否达到项目实施要求，服务器数量		
2	确认中间层服务器是否到位，相关配置是否达到项目实施要求，服务器数量		

（续上表）

编号	调研项目	调研结果	备注
3	确认门诊收费处、门诊药房、门诊医生站、门诊护士站、门诊输液室工作站的电脑是否具备，工作站总数		
4	确认收费处的发票、收费明细清单、就诊指引单打印机是否具备		
5	确认收费处窗口显示屏是否具备		
6	确认分诊排队显示屏是否具备，具体型号		
7	确认分诊叫号语音设备是否具备		
8	确认门诊药房的配药处方打印机是否具备		
9	确认门诊输液室的输液单、贴瓶单打印机是否具备		
10	确认护士分诊台排队凭证打印机是否具备		
11	确认住院药房打印机是否具备		
12	确认住院护士站打印机是否具备		
13	确认是否有培训室		
14	确认字典收集、制作方式		
15	确认是否需要导入旧系统数据		

四、业务流程情况

编号	调研项目	调研结果	备注
1	门诊系统基本流程	与公司标准门诊流程一致	
2	住院系统基本流程	与公司标准住院流程一致	
3	门诊药房分窗规则		
4	住院药房发药规则		
5	住院药房单据种类及样式		
6	住院费用上账规则		
……			

五、接口情况

编号	系统	对接系统	对接系统厂商	对接系统数据库	接口方式	备注
1	门诊	检验系统				
2	门诊	电子病历				
3	门诊	临床路径				
……						

六、报表情况

1. 常用系统表单

编号	系统	分类	报表名称
1	客服/分诊	分诊	分诊小票 门诊费用明细
2	门诊收费	发票	门诊发票 患者指引单
3		日结	门诊收费员缴款日报 门诊收费员分类日报 收费员日结退费明细 支付明细报表
4		清单	门诊患者详细费用清单
5		记账	记账发票
6	门诊医生站		

2. 门诊统计报表

分类	报表名称	备注 （适用场景）
门诊收费处	门诊收费员交款报表	可查看同收费分组所有收费员的交款情况
	门诊发票使用情况统计表	可通过发票号段查询发票的使用情况
	门诊收费员发票明细表	可查看某收费员的发票明细
	门诊收费员未结费用统计表	可查看同收费分组所有收费员未日结费用情况
门诊发卡处		

3. 住院统计报表

分类	报表名称	备注 （适用场景）
住院收费处	住院收费处组长日结汇总表	可查看所有收费员日结数据汇总情况
	住院收费处组长预交金日结月报表	可查看所有收费员预交金日结数据汇总情况
财务科 （住院业务）	住院收入统计报表（按财务科目）	按财务科目分类统计收入

七、需求列表

下表是将需求调研获取到的需求进行整理归档，包括功能完善、新增功能、新增报表等。

编号	模块	详细需求	类型
1	医技预约	预约检查提醒：根据医生开立检查医嘱，预约检查时间后，用信息提醒患者检查时间、地点、检查注意事项	不启用；医院暂无信息平台，不影响上线验收
2	客服分诊	患者分诊后，电子屏幕显示患者候诊信息，护士工作站能查看及修改候诊信息	不启用；医院暂无设备，不影响上线验收
......			

八、本文确认

建设方确认	客户项目负责人 意见及签名、日期	年　月　日
承建方确认	项目经理 意见及签名、日期	年　月　日

九、附件

1. 门诊基本流程图

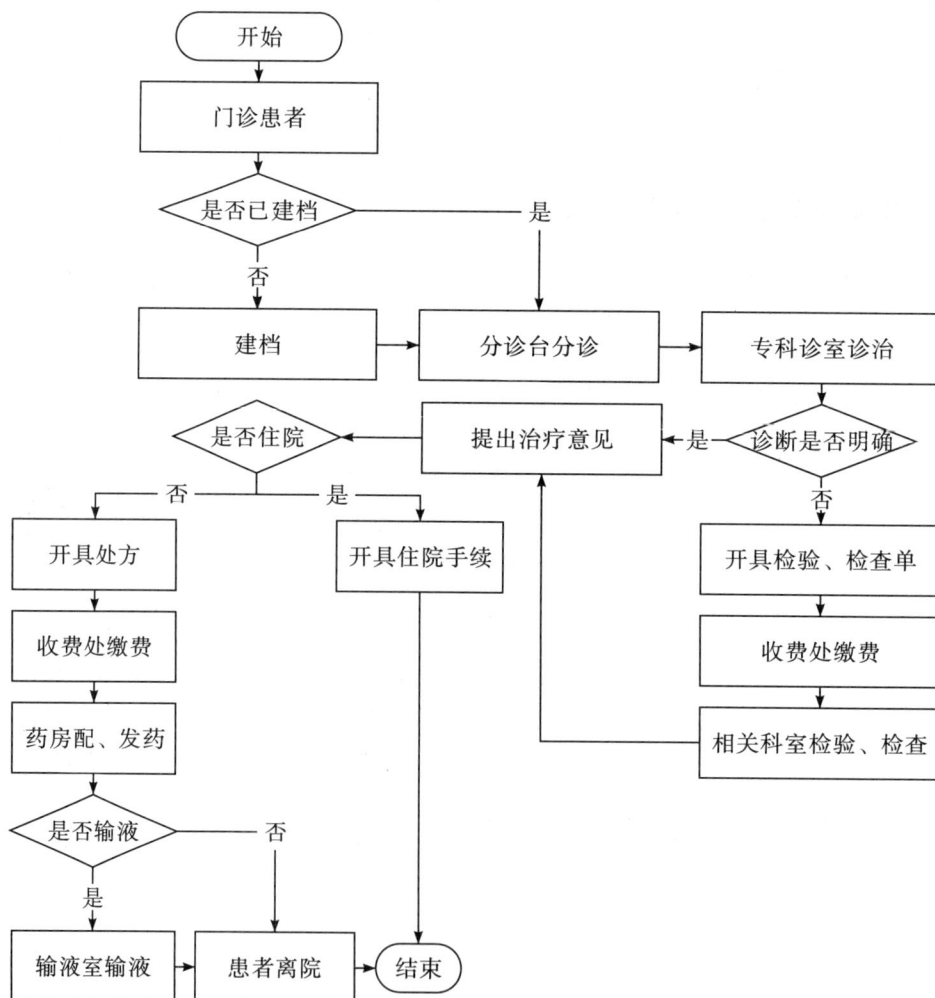

开始 → 门诊患者 → 是否已建档
是否已建档 —否→ 建档 → 分诊台分诊 → 专科诊室诊治
是否已建档 —是→ 分诊台分诊
专科诊室诊治 → 诊断是否明确
诊断是否明确 —是→ 提出治疗意见
诊断是否明确 —否→ 开具检验、检查单 → 收费处缴费 → 相关科室检验、检查 → 提出治疗意见
提出治疗意见 → 是否住院
是否住院 —否→ 开具处方 → 收费处缴费 → 药房配、发药 → 是否输液
是否住院 —是→ 开具住院手续 → 结束
是否输液 —是→ 输液室输液 → 患者离院 → 结束
是否输液 —否→ 患者离院

2. 门诊分诊流程图

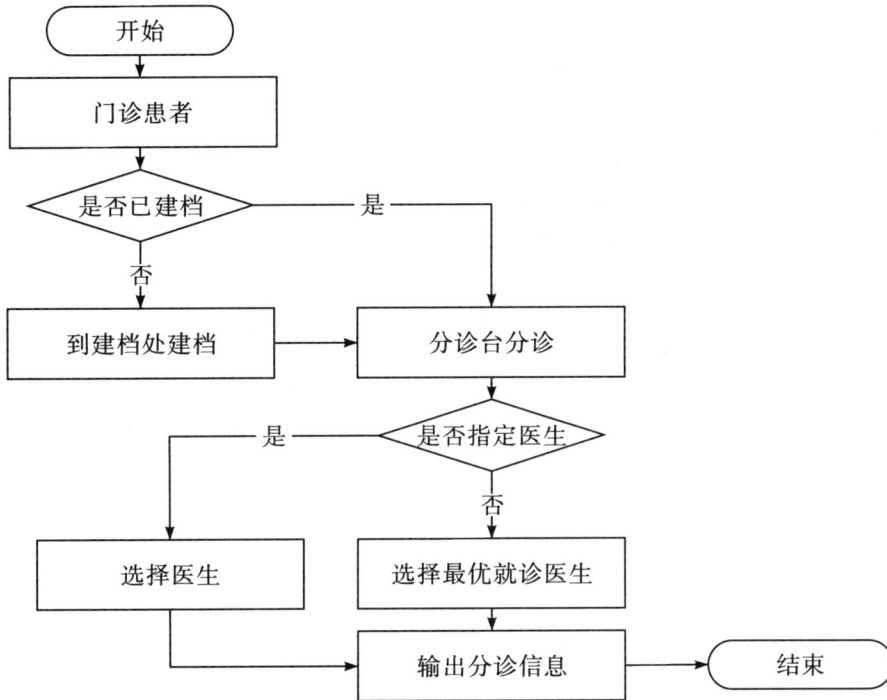

```
            ┌──────────┐
            │    开始    │
            └──────────┘
                 │
            ┌──────────┐
            │  门诊患者  │
            └──────────┘
                 │
             ╱──────────╲          是
            ⟨ 是否已建档 ⟩──────────────┐
             ╲──────────╱              │
                 │否                    │
            ┌──────────┐        ┌──────────┐
            │ 到建档处建档 │──────→│ 分诊台分诊 │
            └──────────┘        └──────────┘
                                      │
                     ╱──────────╲
          是         ⟨ 是否指定医生 ⟩
        ┌────────────╲──────────╱
        │                 │否
   ┌──────────┐     ┌──────────────┐
   │  选择医生  │     │ 选择最优就诊医生 │
   └──────────┘     └──────────────┘
        │                 │
        │           ┌──────────┐      ┌──────────┐
        └──────────→│ 输出分诊信息 │─────→│   结束    │
                    └──────────┘      └──────────┘
```

3. 门诊医生工作站流程图

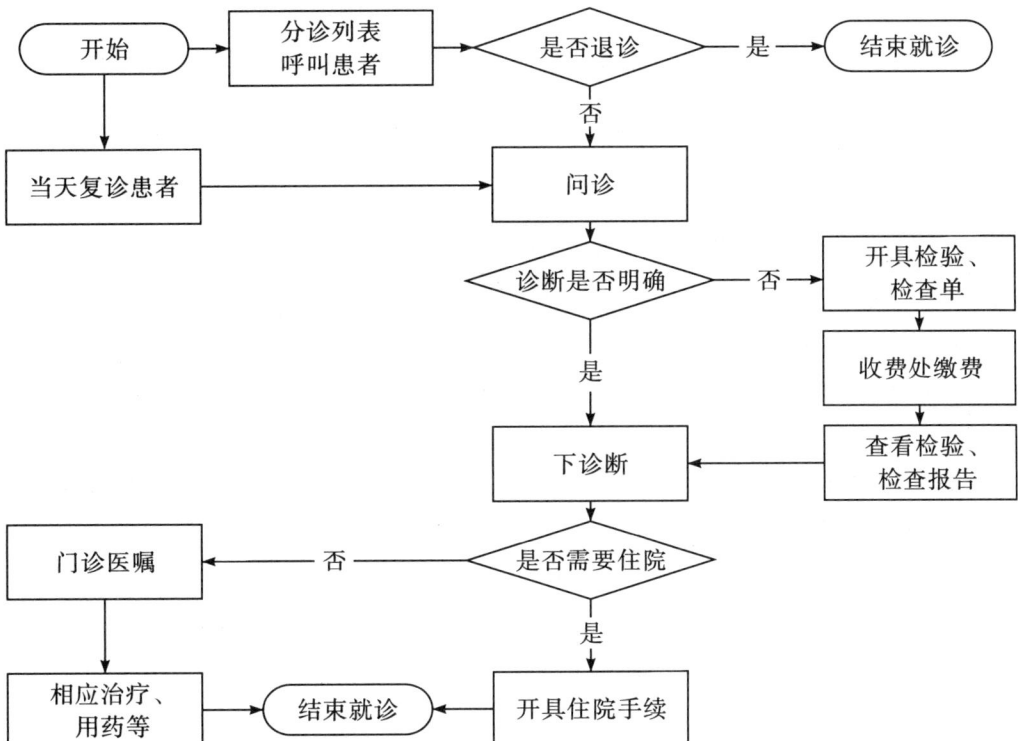

```
┌────────┐   ┌──────────┐    ╱──────────╲    是   ┌────────┐
│  开始   │──→│ 分诊列表   │──→⟨ 是否退诊  ⟩────────→│ 结束就诊 │
└────────┘   │ 呼叫患者   │    ╲──────────╱        └────────┘
     │       └──────────┘         │否
┌────────────┐              ┌──────────┐
│ 当天复诊患者 │─────────────→│   问诊    │
└────────────┘              └──────────┘
                                 │
                          ╱──────────╲    否   ┌──────────┐
                         ⟨ 诊断是否明确 ⟩───────→│ 开具检验、 │
                          ╲──────────╱         │  检查单   │
                                 │是           └──────────┘
                                 │                  │
                                 │            ┌──────────┐
                                 │            │ 收费处缴费 │
                                 │            └──────────┘
                                 │                  │
                          ┌──────────┐       ┌──────────┐
                          │  下诊断   │←──────│ 查看检验、 │
                          └──────────┘       │  检查报告 │
                                 │           └──────────┘
                          ╱──────────╲
    ┌──────────┐    否   ⟨ 是否需要住院 ⟩
    │  门诊医嘱  │←────────╲──────────╱
    └──────────┘               │是
         │                ┌──────────┐
    ┌──────────┐  ┌──────────┐  ┌──────────┐
    │ 相应治疗、 │─→│ 结束就诊  │←─│ 开具住院手续 │
    │  用药等   │  └──────────┘  └──────────┘
    └──────────┘
```

4. **门诊收费流程图**

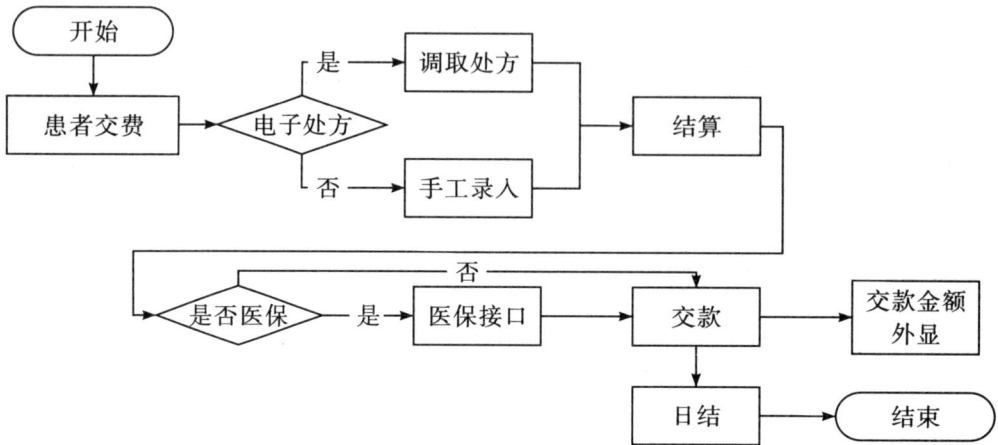

```
    ┌─────────┐
    │   开始   │
    └─────────┘
         │
         ▼
   ┌──────────┐      ┌───────┐   是   ┌─────────┐
   │ 患者交费  │─────▶│ 电子处方 │──────▶│ 调取处方 │──┐
   └──────────┘      └───────┘        └─────────┘  │    ┌────────┐
                          │   否   ┌─────────┐      ├───▶│  结算   │
                          └──────▶│ 手工录入 │──────┘    └────────┘
                                  └─────────┘                 │
        ┌──────────────────── 否 ──────────────────────────────┘
        │
        ▼
   ┌──────────┐   是   ┌─────────┐      ┌──────┐      ┌──────────┐
   │ 是否医保  │──────▶│ 医保接口 │─────▶│ 交款  │─────▶│ 交款金额  │
   └──────────┘       └─────────┘      └──────┘      │   外显    │
                                           │          └──────────┘
                                           ▼
                                       ┌──────┐      ┌────────┐
                                       │ 日结  │─────▶│  结束   │
                                       └──────┘      └────────┘
```

5. **门诊药房流程图**

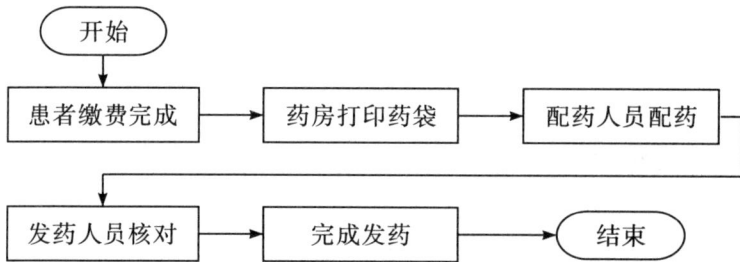

```
    ┌─────────┐
    │   开始   │
    └─────────┘
         │
         ▼
   ┌────────────┐      ┌────────────┐      ┌──────────────┐
   │ 患者缴费完成 │─────▶│ 药房打印药袋 │─────▶│ 配药人员配药   │──┐
   └────────────┘      └────────────┘      └──────────────┘  │
        ┌──────────────────────────────────────────────────────┘
        │
        ▼
   ┌────────────┐      ┌──────────┐      ┌────────┐
   │ 发药人员核对 │─────▶│ 完成发药  │─────▶│  结束   │
   └────────────┘      └──────────┘      └────────┘
```

6. **门诊输液流程图**

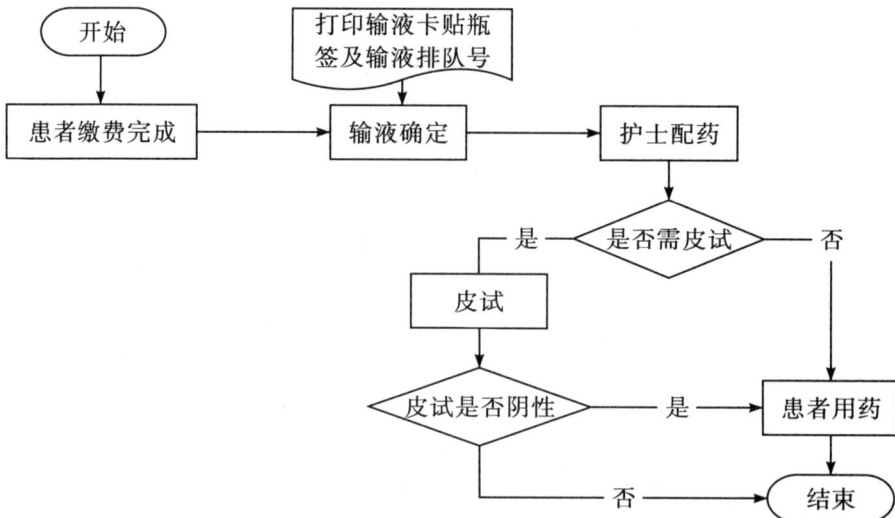

```
    ┌─────────┐          ┌──────────────┐
    │   开始   │          │ 打印输液卡贴瓶 │
    └─────────┘          │ 签及输液排队号 │
         │               └──────────────┘
         ▼                      │
   ┌────────────┐      ┌──────────┐      ┌──────────┐
   │ 患者缴费完成 │─────▶│ 输液确定  │─────▶│ 护士配药  │
   └────────────┘      └──────────┘      └──────────┘
                                               │
                                               ▼
                            是   ┌──────────────┐   否
                         ┌──────│  是否需皮试    │──────┐
                         │      └──────────────┘      │
                         ▼                            │
                    ┌────────┐                        │
                    │  皮试   │                        │
                    └────────┘                        │
                         │                            │
                         ▼                            ▼
              ┌──────────────┐  是   ┌──────────┐
              │  皮试是否阴性  │──────▶│ 患者用药  │
              └──────────────┘       └──────────┘
                         │                  │
                         └──── 否 ──────────▶┌────────┐
                                             │  结束   │
                                             └────────┘
```

附录 **8**

××医院××项目
实施内容及范围

××××-××-××

1 文档说明

为保证项目按时按质按量实施，建设双方以合同及招标文件中的功能要求为基础，对实际交付使用的系统进行详细调研、分析，再结合客户的实际需求，将合同范围细化、量化，形成本项目实施内容及范围。本文档是对项目交付的产品及文档的详细约定，所约定内容作为项目上线及验收的标准。建设双方按本文约定完成产品准备工作，任何一方不得无故推迟或阻止项目上线。建设双方按本文约定完成项目上线工作，项目应于一个月内验收，任何一方不得无故拖延项目验收。如果存在因客户现有软硬件条件或国家政策原因无法实现功能，经双方协商达成一致意见后，可纳入验收后遗留问题，在客户条件具备时提供。如果存在因客观原因需要对业务流程、功能、接口、需求等内容进行调整，经双方协商达成一致意见后，可进行合理变更。

2 实施内容及范围

实施内容及范围包括产品功能范围和实施过程需完成的相关文档。产品功能范围分为系统各模块业务流程、系统标准功能描述、仪器联机清单、第三方接口、个性化需求等多项内容，按照产品功能范围完成系统本地化修改，系统正式上线使用，即达到实施内容及范围要求。

2.1　产品功能范围

2.1.1　业务流程图

节点号：3.3	流程名称：门诊医生站	文档控制号：	注释：

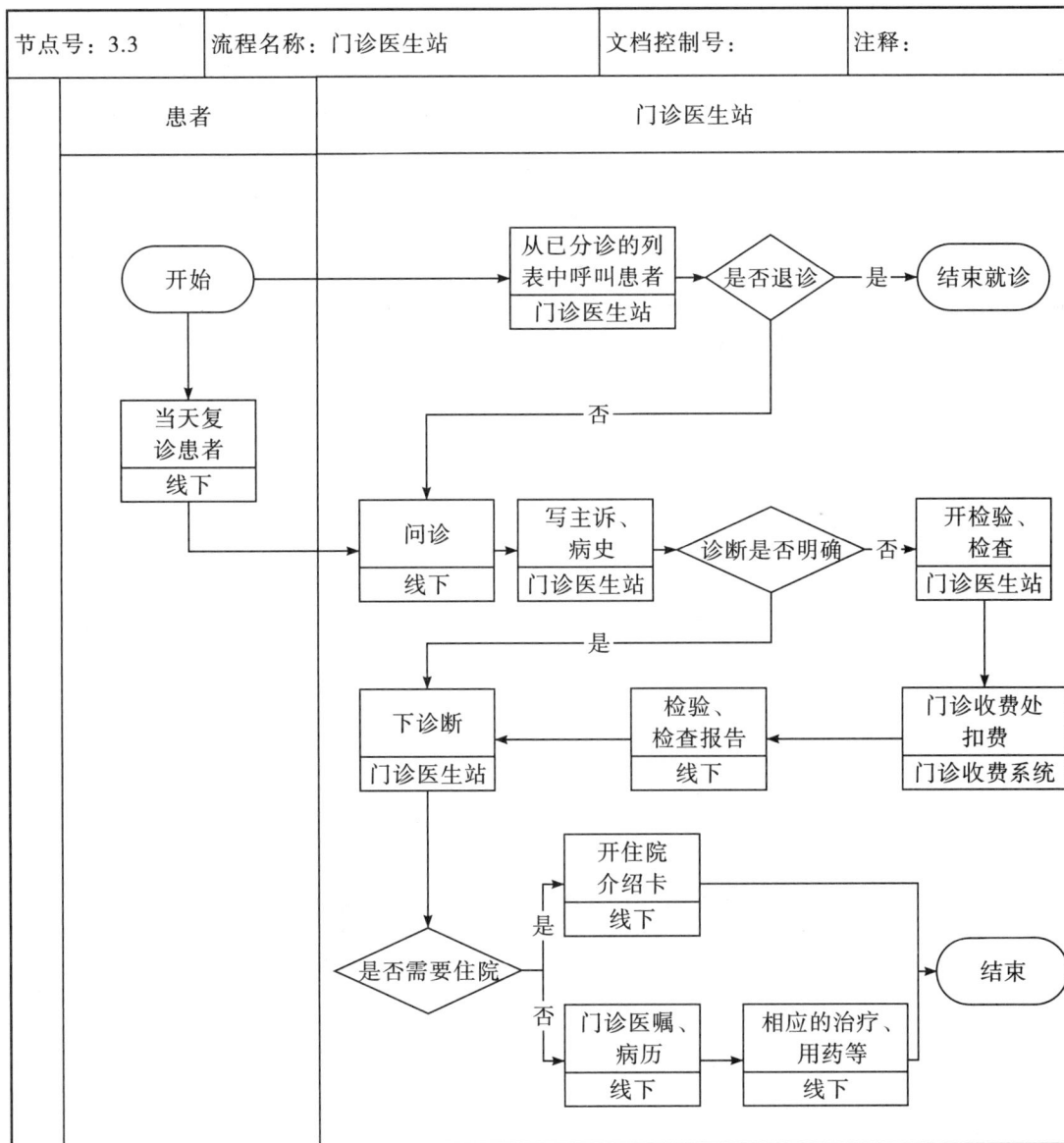

2.1.2　标准功能

标准功能是承建方××系统（版本号为：××）所提供的标准功能，标准功能若超出合同范围，建设方可根据项目需求选择是否使用。如存在合同范围中有而标准功能未包括的内容，可作为个性化需求，双方商定功能方案。

以下为门诊建档模块：

编号	功能	详细描述
1	患者建档	1. 登记修改门诊患者基本信息以及诊疗卡信息，患者必填信息可进行自定义，患者类别包括自费、医保、广州公费
		2. 读取诊疗卡号，登记时对诊疗卡号是否重用进行校验
2	预存款	1. 交预存款、退预存款、打印预存款票据
		2. 可用门诊预存款功能的患者身份可配置
3		
4		

2.1.3 仪器联机清单

以下为本次实施需要完成联机的仪器清单：

编号	仪器名称	专业组	类型	数量
1	雅培五分类血球（CD3700）	生化	单向	2 台
2				
3				

2.1.4 个性化需求

个性化需求以合同为基础，将合同功能逐条分解细化，并结合需求调研等现实情况，针对合同范围中有而当前系统版本中未实现的功能，或根据建设方实际使用需要进行适应性修改的功能，双方就需求达成一致修改意见，形成需求实现方案。详细情况如下：

编号	模块	详细需求	需求实现方案	完成时限
1				
2				

2.1.5 接口需求

以下为本次实施需要完成的接口开发：

编号	接口名称	详细描述	完成时限

2.2 项目实施过程文档

以下为项目实施过程形成的相关文档：

编号	实施阶段	实施文档	备注
1	启动阶段	《项目实施方案》《启动会议纪要》《实施条件确认文档》《项目组织架构》	
2	项目进场	《进场通知书》	
3	系统调研	《系统调研方案》《实施内容及范围》《系统接口方案》《实施计划》	
4	字典配置	《字典配置方案》《字典确认表》	
5	报表开发	《报表制作方案》《报表确认表》	
6	系统培训	《培训方案》《培训签到表》	
7	仪器联机	《仪器联机确认表》	
8	系统联调	《系统联调方案》《系统联调报告》	
9	系统上线	《系统上线切换方案》《系统上线报告》《系统操作说明书》《系统上线总结》	
10	系统验收	《系统验收报告》	

3 本文确认

建设方确认	客户项目负责人 盖章及签名、日期	
		年　　月　　日
承建方确认	项目经理 盖章及签名、日期	
		年　　月　　日

附录 **9**

××医院××项目
实施方案

×××× – ×× – ××

1 文档说明

为保证项目能够按照项目管理规范，高效快速顺利完成实施，在项目启动阶段初期，项目组深入了解项目范围、要求、背景、现状等情况后，双方共同探讨并制订项目实施方案。本文档作为后续项目实施的行动纲领，各子项目在遵守本方案的大前提下，根据子项目自身特点，制订项目实施详细计划，完成系统上线和验收。

本文档主要内容包括：项目总体范围、项目实施基本流程、项目实施需要遵守的各项规范、项目实施总体计划、项目组织架构等。

2 实施方案

2.1 项目范围

项目名称：
项目计划实施周期：
承建方项目经理：
建设方项目负责人：
项目目标：
项目范围：

2.2 实施流程

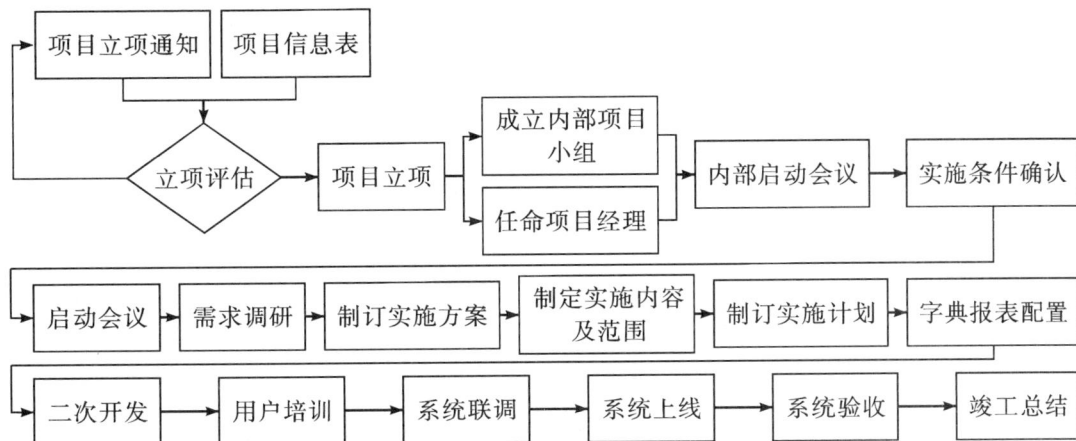

按照×××公司《项目实施管理规范》，每个子系统分以下几个步骤依次实施，以确保项目顺利开展：

1. 项目立项

本阶段里程碑事件：项目立项、组建项目小组、召开项目内部启动会议。

本阶段形成文件：《项目立项申请表》《项目经理任命书》《内部启动会会议纪要》《项目实施方案（草案）》。

2. 实施条件确认

本阶段里程碑事件：实施条件确认。

本阶段形成文件：《实施条件清单》《实施条件确认表》。

3. 项目启动

本阶段里程碑事件：获得公司及客户同意，组织现场项目启动会议。

本阶段形成文件：《项目启动说明文档》《工作联络函》《启动会议安排》《会议纪要》《项目实施方案（初稿）》《项目实施内容及范围（初稿）》。

4. 制订项目实施方案

本阶段里程碑事件：明确双方项目负责人及成员，明确项目实施规范及相关约定。

本阶段形成文件：《项目实施方案》。

5. 需求调研

需求调研阶段根据各子系统进行需求调研，由项目组对需要实施的系统进行调研，以确定所需的软硬件环境，并全面了解一线科室的意愿，同时根据此阶段情况，理解和调整最终的项目计划。本阶段是系统实施的行动纲领。

本阶段形成文件：《需求调研方案》《需求调研报告》。

6. 制定项目实施内容及范围

分析系统现有功能，根据《需求调研报告》，明确系统上线和验收前要完成的需求。

本阶段形成文件：《项目实施内容及范围》。

7. 制订项目实施计划

根据项目要求、《需求调研报告》以及项目资源配备等，建设双方共同制订项目详细实施计划。

本阶段形成文件：《项目实施计划》。

8. 项目进场

前面环节可以统一称为项目实施前期准备阶段，只有实施前期准备工作完成才能够开始正式实施。

本阶段形成文件：《项目进场通知书》。

9. 字典配置

基础数据的准备主要是完成系统运行赖以测试与运行的数据，包括基础字典、历史可用数据等。

本阶段形成文件：《字典配置方案》《字典确认表》。

10. 产品二次开发

产品二次开发是指根据医院的特点和需求调研的要求，实现产品的二次开发工作，包括接口开发、报表制作、单据格式、用户需求等。

11. 用户培训

系统培训即操作员培训工作。

本阶段形成文件：《系统培训方案》《培训考核试题》。

12. 测试联调

测试联调即系统模拟运行。

本阶段形成文件：《系统联调方案》《联调报告》。

13. 系统上线

本阶段形成文件：《系统上线切换方案》《系统上线报告》。

14. 验收申请

按《项目实施内容及范围》约定条件，提出验收申请。

本阶段形成文件：《项目验收申请》。

15. 系统验收

系统上线稳定后进行验收。

本阶段形成文件：《系统验收报告》《系统验收后遗留问题列表》。

2.3　实施规范

2.3.1　项目汇报控制流程

项目汇报是指对项目各方面内容的汇报，是保障项目可控、可知的关键内容。

责任人：项目经理。

参与人：项目组成员。

工作步骤：

（1）项目经理定期向公司提交电子版《项目汇报》以汇报项目进展。

（2）项目经理定期向客户方项目负责人提交《项目汇报报告》，并口头说明。

工作成果：

项目文件	份数	编制人	审批人	必须
《项目周报》	1	项目经理		是
《项目月报》	1	项目经理		
《项目重大进程汇报》	1	项目经理		

执行规范:

（1）项目汇报的周期定义。

项目汇报分为月报、周报、重大进程汇报三种类型，由项目经理具体负责落实。月报为每个月第一个工作日提交；周报为每周五提交；重大进程汇报则是根据项目发生的顺序进行汇报，一般定义为项目里程碑事件发生前进行汇报，如字典验收、培训开始、系统上线准备等。

（2）定期向客户项目主管汇报的重要性。

一般情况下，项目经理要在《项目汇报》产生后，打印出纸质的报告，并发送电子邮件给客户项目主管进行汇报。如果客户项目主管有时间，应当进行口头汇报，让客户方主管知道项目的具体情况，并当面提出需要协调的内容，以得到支持。

此工作重要性体现在以下两个方面：一是对客户方的尊重，经常性的汇报可让客户方项目主管了解项目的进展，以便其对上级进行汇报；二是对后续工作开展的支持，当面的汇报有利于得到客户方的支持。

汇报方式要注重汇报形式，要多种渠道进行实施，包括：当面汇报、电子邮件、纸质报告，并且要定期进行，不能忘记。

2.3.2 需求管理控制流程

为保证项目工作高效有序开展，对于需求的管理必须规范有序，做到来源明确、确认审核并有据可查。使用 URTracker 事务跟踪系统对需求进行统一管理，以确保客户的需求得到完整的服务。

责任人：项目经理。

参与人：需求发生具体科室负责人，信息化主管部门。

工作步骤：

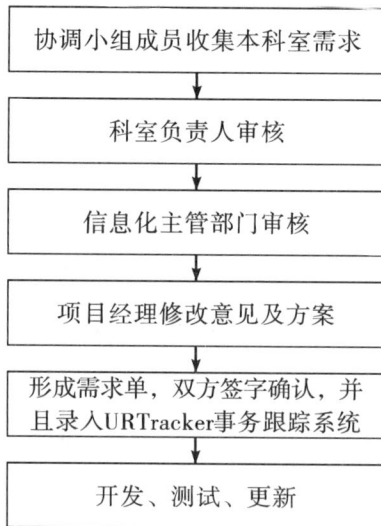

工作成果：

项目文件	份数	编制人	审批人	必须
《需求确认单》	1	项目组成员	科室负责人、信息化主管部门负责人、项目经理	是

2.3.3　更新流程

程序更新是公司发布新版本后，由驻场工程师在医院现场测试通过后，再更新到正式库的过程。项目组成员必须重视对程序更新的控制，并严格按照本流程执行更新。

责任人：项目经理。

参与人：客户负责人、项目组成员。

工作步骤：

（1）在程序需要更新时，首先由现场实施工程师测试通过。

（2）提交更新文件及更新内容给信息化主管部门。

（3）信息化主管部门进行测试。

（4）测试通过后先找某个科室试用一段时间。

（5）确认没有问题后，信息化主管部门负责人批准后准备更新。

（6）进行完全数据库备份。

（7）备份被更新的程序目录。

（8）更新程序。

（9）跟踪使用情况。

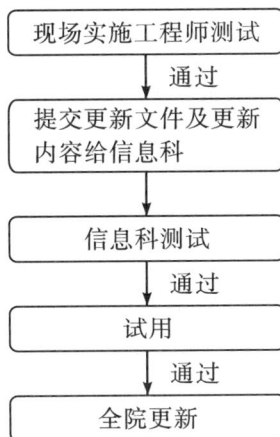

工作成果：

项目文件	份数	编制人	审批人	必须
《需求更新申请》	1	项目组成员		是

执行规范：

（1）与信息化主管部门的沟通。

原则上，对程序的更新要与信息化主管部门进行沟通，必须征得对方同意后方可更新，如碰到特殊情况或应急情况，可另行处理，但必须取得项目主管的同意后方可执行。

（2）备份的重要性。

备份是确保系统安全的关键步骤，原则上不允许不备份，特别是数据库备份。如果空间不足，可要求信息化主管部门清除旧数据。

被更新的程序也要进行备份，并放到专用的程序服务器上，目录规范可参照以下模式：

D:\hqlis\更新备份 YYYYMMDD

在空间足够的情况下，不要删除所有的备份文件。如果碰到磁盘空间不足，可以考虑早期的备份，但一定要保留最近的一个稳定版本。

（3）向公司汇报解决情况。

问题解决后，要向公司报告完成情况，以表示程序得到稳定的应用，有利于技术部总结本次更新的相关技术工作。

2.3.4 客户配合不合格项控制流程

客户配合不合格项是指在项目执行过程中，客户方按项目约定而未达到项目约定的要求工作。为确保在由于客户不配合或配合不力的情况下，公司不受到不合理的约束，项目经理需对此类情况以书面形式进行提醒并归档。

责任人：项目经理。

参与人：项目主管部门。

工作步骤：

（1）项目组成员发现不合格项，立即提出《客户配合不合格项报告》。

（2）发送给公司，并通报给项目负责部门。

（3）项目负责部门及公司确定后，加盖公章。

（4）公司传真给医院主管部门。

工作成果：

项目文件	份数	编制人	审批人	必须
《客户配合不合格项报告》	1	项目组成员	项目办公室 部门经理	否

执行规范：

不合格项的定义。任何有碍于项目正常进展的配合工作，都可视为不合格项。

2.3.5 项目变更控制流程

项目变更主要包括项目范围、项目计划、项目内容三方面的内容，其他的变更由项目主管另行确定。

责任人：项目经理。

参与人：客户方信息化主管部门、项目组成员。

工作步骤：

（1）项目组提出《项目变更申请》，说明变更内容、原因。

（2）客户方信息化主管部门负责人批准。

（3）向公司汇报，并征求项目部意见。

（4）公示项目变更报告。

工作成果：

项目文件	份数	编制人	审批人	必须
《项目变更申请》	1	项目组成员	客户方信息化主管部门负责人、项目部负责人	是

执行规范：

变更的控制。变更必须要有充分的原因。在项目变更时，请明确变更的内容。如果项目变更涉及计划的变动，请调整总体计划及与之相关的内容。

2.3.6 质量控制

本项目的质量控制采用 PDCA（Plan：计划、Do：实施、Check：检查、Action：处理）循环方法，每个阶段的工作都应按照 PDCA 的要求进行。

1. 计划（Plan）

为完成项目目标编制一个可操作的运转程序和作业计划，其主要工作内容包括：

（1）明确工作目标并将工作层层分解，确立每项作业的具体目标。

（2）明确实现目标的具体操作过程。

（3）确定过程顺序和相互作用。

（4）为运行和控制过程确定准则和方法。

（5）明确保证必须的资源和信息，以有效支持过程运行。

（6）在以上工作的基础上做出详细工作计划。

（7）对工作计划进行评审、批准。

比如，在项目启动阶段，承建方应编制《项目实施方案》等；在需求调研之前，承建方应编制详细的《需求调研方案》。其他的计划有《培训计划》《字典计划》《验收计划》等。

2. 实施（Do）

按预定计划、目标、措施及人员分工实际执行。在这个过程中，管理人员应做好实施情况记录，包括资源投入、活动过程、成果评审和确认等的记录。

例如，在用户需求调研中，承建方应将用户的所有需求都记录在《需求调研报告》中；在成果评审中，应将各评审员的意见完整记录在《评审记录表》中；在测试阶段，承建方应将所有测试中发现的 bug 完整记录在《问题列表》中。

这些信息应详细、如实地加以记录，以便项目各方能在此基础上做进一步的综合分析。这些记录应作为项目实施的原始记录加以保存。

3. 检查（Check）

对进展情况进行不断的监测和分析，以预防质量不合格、工期拖延、费用超支，确保工程项目目标的实现。

承建方应提交《项目周报》《阶段总结报告》，对工作中的问题及时整理、分析和汇报。用户方可通过评审、测试、验证等手段做进一步的检查分析。

4. 处理（Action）

一方面，客观情况变化时必须采取必要的措施调整计划，特别是变更影响到费用、进度、质量、风险等方面，必须做出相应的变更；另一方面，发现工作有缺陷就应提出改进的措施，使工作得以持续改进。比如，经过第一轮的调研，发现存在的问题后及时采取有效的改进措施（人员合理分工、文档准备充分），以避免在第二轮调研中再次发生同类的问题。

2.3.7 风险管理

1. 风险分析

项目风险是任何信息化建设项目中普遍存在的问题，与项目的大小成正比。在软件开发过程中，各种各样的因素都可能给项目带来影响，甚至导致项目失败，需要对项目全程进行风险管理。各阶段开始前，识别出尽可能多的项目风险，并寻找对策，以减轻项目过程中风险对项目造成的危害。

2. 风险因素

根据我们的理解和经验，初步识别了本项目的前 4 项风险，并给出应对措施。

（1）项目协调困难带来的风险。

本项目系统涉及院内各部门，业务范围广，因此解决方案的论证和实施难免存在许多需要协调的问题，因此解决方案的科学与否影响着项目的进展，甚至项目的成败。

（2）需求变更带来的风险。

本项目有些单独的业务和相关政策处于开创阶段，相关流程规范不稳定。需要信息系统不断地适应新的要求，如果涉及业务办理机构和人员的设置，将会对业务系统带来很大的影响，这就对应用软件设计是否科学、合理，模块化、组件化、参数化设计是否完善，提出了较高的要求。

（3）项目实施质量及进度控制带来的风险。

由于本项目系统本身功能庞大、结构复杂，要在短时间内完成前期准备工作，时间非常紧。

此外，一套极其复杂的系统需要开发人员在有限的时间内高效率、高质量地完成，需要承建商具备丰富的软件开发、质量控制经验和措施，软件开发和系统集成的项目管理和质量控制对项目的成败起着决定性的作用。

（4）系统培训带来的风险。

本项目涉及的业务范围广，需要培训的操作人员多、层次参差不齐。

其中，业务流程的不规范性和不确定性是最大的风险，而功能需求不明确、功能需求改变以及应用系统功能目标过大也是有概率造成危害的风险。这几个风险的应对是否有效将直接决定系统开发的成败。

3．风险应对

（1）预防为主的原则。

风险管理中一个重要的概念就是采用事先管理，并在项目所有阶段不断地识别风险和管理风险。我们描述了如何在业务需求模型中尽量地降低各类风险，由于软件系统具有复杂性的客观现实，要完全消除风险是不可能的。风险的客观存在使得我们必须保证建立的模型有足够的弹性来包容它们。

在项目初期，项目负责人会准备一份初步风险列表，在项目过程中不断更新并保留至项目结束。在项目发展过程中，更多的细节风险将会被界定并增加到风险列表中。项目负责人将每月审查前 5 或前 10 项风险，并根据项目进展更新风险列表，重新排列风险优先次序，并更新风险管理计划。这有利于强迫项目负责人定期地考虑风险，并注意风险重要性的转变。有了项目范围内可见度的支持，风险列表可应用在全体项目人员上，大家认识一致、同心协力就能够最大限度地降低风险。

（2）应对方法。

根据风险的发生概率和影响大小的不同，可采取四种风险应对办法：风险规避、风险弱化、风险转移、风险接受。灵活掌握和运用这些方法应基于对风险的深入分析。

2.3.8 项目会议控制流程

项目经理在组织项目会议时，要遵守会议控制流程。

责任人：项目经理。

参与人：项目组成员。

工作步骤：

（1）项目经理组织会议前，填写《会议准备表》，必须明确会议讨论的主题、要达成的目的、主持人、记录人、地点、时间、建议参会人员。

（2）准备《会议签到表》《会议记录》。

（3）执行会议。

工作成果：

项目文件	份数	编制人	审批人	必须
《会议准备表》	1	项目组成员		是
《会议签到表》	1	项目经理		是
《会议记录》	1	项目经理		是

2.3.9 过程文档及配合事项约定

全部的项目文件必须有客户方确认，包括项目计划、会议纪要等；项目的所有过程文件必须完整清晰，责任分明，以下为过程文档及配合事项的约定：

序号	规定内容	约束	备注
1	项目进场五天内必须召开项目启动会，并签订《进场通知书》《项目实施方案》	该项目内容完成后项目才能开始实施	
2	由承建方在项目启动后 1 天内提交《需求调研方案》，建设方在 2 天内完成方案审定，并签字确认	必须完成调研才能够制定《项目实施内容及范围》和《项目实施计划》	具体时间可双方协商后明确
3	承建方在项目调研完成后 1 天内提交《项目实施内容及范围》，建设方在 2 天内完成审核，并签字确认	该文档未签订前不允许进入项目实施下一流程，如需延迟签订，必须走项目变更流程	
4	承建方在项目调研完成后 1 天内提交《项目实施计划》，建设方在 2 天内完成审核，并签字确认	该文档未签订前不允许进入项目实施下一流程	
5	由承建方提交《字典配置方案》，建设方在 2 天内完成审核，并签字确认 字典配置规定如下： （1）系统配置类字典，由承建方负责完成 （2）系统应用类字典，如各种模板、项目字典、医嘱字典等，由建设方完成录入和审核	建设方按方案中确定的日期完成字典录入和核对工作，必须完成核对并签字确认后才能上线	
6	由承建方提交《系统培训方案》，建设方在 2 天内完成审核，并签字确认 系统培训规定如下： （1）由承建方负责培训信息科领导、系统员 （2）由建设方负责培训操作员，并完成考核	操作员考核通过后才能够上线	
7	由承建方提交《报表制作方案》，建设方在 2 天内完成审核，并签字确认		

（续上表）

序号	规定内容	约束	备注
8	由承建方提交《系统测试安装与更新方案》，建设方在2天内完成审核，并签字确认		
9	由承建方提交《新旧数据导入方案》，建设方在2天内完成审核，并签字确认		
10	系统联调测试通过，达到上线标准，系统上线启用前，建设方须签订《系统上线报告》	《系统上线报告》未签订则不允许上线启用	
11	系统稳定运行后1个月，无重大事故及功能缺陷，即可申请系统验收，建设方签订《系统验收报告》		
12	项目进度不符，必须走项目变更流程	严格按计划执行，若计划有所变动，必须双方商定变更	

2.4 总体计划

结合项目各方进度要求，经过对项目难度及项目开发工作量的综合评估，建议项目采用"总体规划、分步实施"的实施方法，分三步进行开发与实施的推广。

第一阶段（××××年××月—××××年××月）××子系统建设阶段：

序号	子项目名称	启动计划	上线计划	验收计划	备注
1	门诊系统	××××年××月	××××年××月	××××年××月	详见子项目实施计划
2	住院系统	××××年××月	××××年××月	××××年××月	
……					

第二阶段（××××年××月—××××年××月）××子系统建设阶段：

序号	子项目名称	启动计划	上线计划	验收计划	备注
1	门诊系统	××××年××月	××××年××月	××××年××月	详见子项目实施计划
2	住院系统	××××年××月	××××年××月	××××年××月	
……					

2.5　组织架构

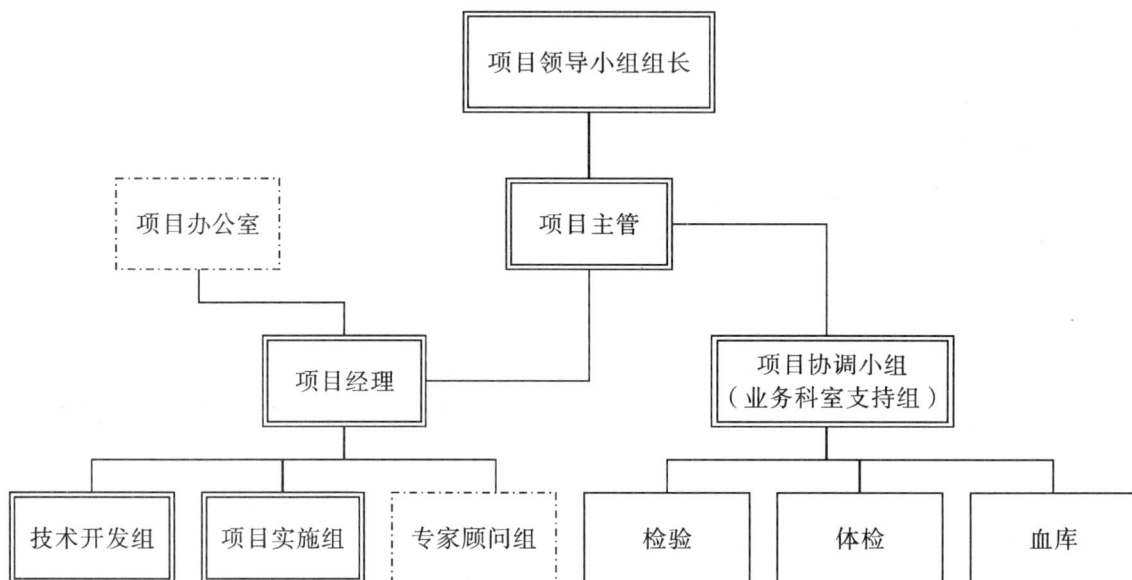

根据本项目的特殊性，项目组建议项目组织架构设计如下：

项目领导小组组长：建议由医院院长或主管副院长直接主持。

项目主管：建议由信息化主管部门主要负责人担任。

项目经理：由公司指派项目实施人员担任。

技术开发组：由公司指派，人数根据项目各实施阶段要求指派。

项目实施组：由公司指派，人数根据项目各实施阶段要求指派。

项目办公室：指公司项目办公室，指导并支持项目工作，并监督本项目的文档质量、需求情况、客户满意度等，按照《项目管理规范》执行。

项目协调小组（业务科室支持组）：由医院组建，由计算机中心、网络科、体检、检验、医务、护理等相关业务科室组成。

1. 协调小组组建

院方项目协调小组是公司与医院各职能部门有效沟通的桥梁，建议由院方领导组建，从各职能科室中指定有一定决策能力、业务能力突出及熟悉计算机基本操作的人员加入项目协调小组。

项目协调小组成员主要负责涉及本职能科室的协调配合工作，包括收集确认字典、配合需求调研、协助确定流程优化方案、组织培训、收集整理需求等。成员组建建议如下：

（1）信息科人员两名以上。

（2）门诊部负责人一人。

（3）财务科负责人一人，收费处负责人一人。

（4）医务科一人以上。

（5）护理部一人以上。

（6）药剂科西药、中药各一人。

（7）门诊各科室一人。

（8）检验科一人。

（9）影像科室一人以上。

（10）其他辅助科室人员。

为更好地与临床科室取得高效有序沟通，建议医务科、护理部内部成立信息化小组，定期讨论、开会，收集临床需求及建议，以统一正式的需求文档形式提交至信息化主管部门。

2．项目组人员安排

成员角色	姓名	联系方式	具体职责
项目经理			工程经理，负责执行工程管理与协助现场实施工作
实施工程师			项目实施工程师，负责指导项目培训
部门经理			工程部经理，项目资源配备及其他相关部门沟通等
开发工程师			负责二次开发及代码管理
市场人员			销售经理，商务协助
项目办公室			项目办公室人员，项目质量、进度、需求控制，负责对项目的需求进行指导与控件
公司主管领导			副总经理，本项目主管领导

3　本文确认

建设方确认	客户项目负责人意见及签名、日期	年　月　日
承建方确认	项目经理意见及签名、日期	年　月　日

××医院××项目
实施计划

××××－××－××

1   文档说明

本文档是以合同要求工期为基础，建设双方根据项目实际情况，共同制定的实施工作时间进度表。在实施过程中，对于重要里程碑事件，仍需要制订详细实施工作方案，如《字典制作方案》《系统培训方案》《联调方案》《上线切换方案》等，各个阶段的工作方案也将作为项目实施计划的补充和细化。实施计划确认后，双方将按照计划开展各项实施工作，如因客观因素导致项目计划变更，必须双方协商进行变更，并重新签订变更后实施计划。

2   实施计划

2.1   项目人员配置

包括公司方和医院方项目人员配置，人员包括双方项目负责人、实施工程师、开发工程师、其他项目组人员，并明确项目组人员的主要工作职责。

项目组	成员角色	姓名	联系方式	具体职责
承建方项目组	项目经理			全权负责项目协调、实施工作
	实施工程师			负责项目实施工作
	开发工程师			负责系统技术支持
	部门经理			负责重大事件的协调
建设方项目组	项目组组长			负责项目协调，重大事情决策，签定项目过程文档
	项目组成员			

2.2   里程碑计划

计划时间	里程碑事件	详细内容	承建方负责人	建设方负责人	文档说明及相关事项
	进场	确定项目启动			《项目进场通知书》
	需求调研	收集确认需求和确定范围			完成《调研方案》《调研报告》《项目实施内容及范围》《实施计划》，该文档需要建设方项目经理签字确认

（续上表）

计划时间	里程碑事件	详细内容	承建方负责人	建设方负责人	文档说明及相关事项
	环境搭建	1. 数据库服务器搭建 2. 中间层服务器搭建			公司方搭建系统的测试环境和正式环境，客户方负责服务器操作系统的安装
	字典制作	完成字典核对确认			完成《字典制作方案》《字典确认表》，文档需要建设方项目经理签字确认
	报表开发	完成报表核对确认			完成《报表确认表》，该文档需要建设方项目经理签字确认
	接口开发	完成外部接口联调工作			完成《联调报告》，该文档需要建设方项目经理签字确认
	二次开发				以《项目实施内容及范围》中的个性化需求列表为准，不属于列表中的需求必须走需求变更流程，并经双方签字确认
	系统培训				完成《系统培训方案》《培训签到表》，文档需要建设方项目经理签字确认
	系统联调	1. 系统测试 2. 系统联调			完成《系统联调报告》，该文档需要建设方项目经理签字确认
	系统上线				完成《系统上线报告》，该文档需要建设方项目经理签字确认及盖章

（续上表）

计划时间	里程碑事件	详细内容	承建方负责人	建设方负责人	文档说明及相关事项
	系统全面运作				完成《上线总结》，该文档需要建设方项目经理签字确认
	系统验收				完成《系统验收报告》，该文档需要建设方项目经理或分管院长签字确认，医院盖章

3　本文确认

建设方确认	客户项目负责人 意见及签名、日期	年　月　日
承建方确认	项目经理 意见及签名、日期	年　月　日

附录 11

×× 医院 ×× 项目
字典制作方案

× × × × － × × － × ×

1　文档说明

字典制作工作是系统上线的重要准备工作。为了顺利完成字典准备工作，减少出错，该工作需要建设双方给予高度重视，由建设方主导，承建方协助，共同完成。现就字典制作方法、人员安排、时间安排等进行合理的规划。

2　制作方案

2.1　制作方法

字典制作方式包括如下几种：

第一种：由建设方口述或填写，承建方工程师负责录入。客户信息、系统配置参数等字典推荐此方式。

第二种：由建设方从旧系统导出文件，承建方工程师负责导入，然后由建设方安排专业人员进行核对。此方式容易出错，不推荐使用。如因项目需要必须采取此方法的，必须加强字典的核对工作，并由建设方承担核对不全的风险。

第三种：由建设方安排专业人员手工录入字典。

2.2　总体安排

（请项目经理根据系统字典的实际情况调整字典，此处仅为参考例子）

序	字典名称	表名称	制作方式	负责人	制作时间
1	项目字典	×××	手工录入	（医院方负责录入和核对）	
2	组合字典	×××	手工录入	（医院方负责录入和核对）	
3	计算项目	×××	手工录入	（医院方负责录入和核对）	
4	项目特征	×××	手工录入	（医院方负责录入和核对）	
5	参考值名称	×××	手工录入	（医院方负责录入和核对）	
6	科室字典	×××	手工录入	（医院方负责录入和核对）	
7	医生字典	×××	手工录入	（医院方负责录入和核对）	
8					
9					

2.3　注意事项

（请把字典中容易出错之处列出来，并注明哪些方面）

3　本文确认

建设方确认	客户项目负责人 意见及签名、日期	
		年　　月　　日
承建方确认	项目经理 意见及签名、日期	
		年　　月　　日

附录 12

××医院 ××系统
字典确认表

字典大类	字典名称	数据库表名	完成情况
公共字典	医院分组字典	×××	完成
	收费价格分组字典	×××	完成
	项目分组字典	×××	完成
	住院账单码字典	×××	完成
	门诊账单码字典	×××	完成
	核算码字典	×××	完成
	人员职称字典	×××	完成
	付款方式字典	×××	完成
	合同单位字典	×××	完成
	合同单位类型字典	×××	完成
人员字典	人事字典	×××	完成
	医生字典	×××	完成
	人员职称字典	×××	完成
科室字典	科室字典	×××	完成
诊断字典	诊断字典	×××	完成
收费项目字典	收费项目字典	×××	完成
	收费项目分组字典	×××	完成
	收费项目别名字典	×××	完成
	诊疗字典	×××	完成
	材料字典	×××	完成

说明：××系统字典已制作完成，并经专人核对，确认无误。

核对人：

日　　期：

××医院××项目
报表制作方案

××××–××–××

1 文档说明

本文档是建设双方制作报表的准备和校对，报表的格式、内容和准确性对医院统计数据有重大意义。本方案对报表的收集、制作和校对等进行合理的规划。

2 报表收集方式

报表的准备方式如下：

由建设方提供所需要的报表的电子版或者纸质版和相关说明，由承建方按照所提供的报表的格式和内容进行设计和制作，最后由建设方进行核对验收。

3 报表收集制作安排

报表分类	报表名称	报表筛选条件	报表制作者	计划制作时间

4 本文确认

建设方确认	客户项目负责人 意见及签名、日期	年　月　日
承建方确认	项目经理 意见及签名、日期	年　月　日

附录 14

××医院 ××项目
报表确认

序号	报表名称	完成情况	核对科室	核对人签名
1	门诊收费员交款报表	完成	质控科	
2	门诊收费组缴款报表	完成	质控科	
3	门诊财务分类统计表	完成	质控科	
4	门诊收费员工作量报表	完成	质控科	
……				

本文确认

说明：××系统报表已制作完成，并经专人核对，确认无误。

建设方确认	客户项目负责人 意见及签名、日期	年　　月　　日
承建方确认	项目经理 意见及签名、日期	年　　月　　日

××医院××项目
系统培训方案

×××× - ×× - ××

1 文档说明

系统培训是指对建设方的信息科人员和医生、护士等系统操作人员进行系统的操作、维护等培训工作。医务人员对系统的操作熟悉程度直接对系统的稳定性产生影响，因为对系统的操作不熟悉，容易引起一些不必要的错误。本文档对培训的方式和内容做一个详细方案，并规划培训过程。

2 培训需求

培训需求	培训内容	培训目的	培训讲师	培训时间
医院高层培训	系统设计思想、软件流程	使医院高层领导理解系统的设计思路和与系统相适应的管理流程，从行动上和医院管理上更加支持项目的实施	项目经理	项目启动和实施阶段
关键用户培训	系统设计思想	让用户接受、认同我方软件的设计思想	项目经理或其他专家	项目启动和实施阶段
	软件流程及系统操作	1. 熟练掌握软件功能，熟悉操作规程，在工作中起先导示范作用，能独立培训最终用户 2. 分析实际管理流程与系统流程之间的差异，提出解决方案 3. 进一步确认需求，明确是否还有需要二次开发的内容 4. 确定基础数据准备范围	项目经理或其他现场实施人员	实施阶段
	项目管理、实施方法、实施步骤	树立专家权威，增强项目成功信心	项目经理或其他现场实施人员	项目启动及实施规划阶段

（续上表）

培训需求	培训内容	培训目的	培训讲师	培训时间
系统管理员培训	软件、数据库的安装 数据库用户管理、资源管理 数据库操作、配置、常用表结构 系统管理模块的使用 常用问题维护 数据库备份、恢复与升级	能独立维护系统，解决运行中出现的一般维护问题	项目现场实施人员	实施中期或后期
最终用户培训	软件操作培训	使最终用户能独立使用新系统完成自身岗位的相关业务，熟练掌握本岗位操作流程，了解注意事项，以及新工作方式和岗位之间的协作关系	项目现场实施人员	子系统实施阶段

3 培训计划

（请项目经理根据实际情况调整，此处仅为参考）

项目名称			×××医院×××项目		
项目负责人		×××		制作日期	××××-××-××
序号	培训内容	培训老师	培训对象	计划培训时间	地点
1	门诊收费系统的操作与维护	×××	门诊收费处的人员和维护人员	××××-××-××至 ××××-××-××	
2	门诊医生站的操作与维护	×××	各科室医生与维护人员	××××-××-××至 ××××-××-××	
3	门诊分诊台与输液中心系统	×××	门诊分诊人员、输液中心的人员和维护人员	××××-××-××至 ××××-××-××	
4	门诊药房系统	×××	门诊中西药房人员和维护人员	××××-××-××至 ××××-××-××	
5	物价、系统配置等系统	×××	信息科维护人员	××××-××-××至 ××××-××-××	

4 本文确认

建设方确认	客户项目负责人 意见及签名、日期	年　月　日
承建方确认	项目经理 意见及签名、日期	年　月　日

附录 16

培训签到表

项目名称								
培训教师			培训时间			培训地点		
培训主题/内容								
参训对象						需到人数		
签到记录								
姓名	科室	时间	签到		姓名	科室	时间	签到

本次参加培训实际人数为：＿＿＿＿人，缺席：＿＿＿＿人，迟到：＿＿＿＿人。

缺席人员缺席原因：

备注：

附录 **17**

××医院××项目
联调方案

×××× - ×× - ××

1　文档说明

系统联调即系统上线前，建设方联合医院各相关部门进行的全真模拟演练过程。该过程对系统成功切换有重要的意义，能降低系统上线风险，保证上线期间平稳、安全、有序地过渡。

2　联调方案

2.1　时间

联调开始时间：××××年××月××日××：××。

联调结束时间：××××年××月××日××：××。

2.2　场所

（1）门诊楼：电脑两台（相关配套设备：检验仪器、打印机、条码机、扫描枪）。

（2）住院楼：电脑一台（相关配套设备：打印机、条码机、扫描枪）。

2.3　人员

（1）医院领导。

（2）操作人员。

（3）模拟患者。安排 5 ~ 10 人扮演患者。

（4）监控协调人员。项目组成员、信息科人员负责各个场所，安排一人监管协调。

2.4　流程

（1）清空数据库中的测试业务数据。

（2）从旧系统中导入患者信息，初始化库存数据。

（3）患者建档。

（4）预约挂号。

（5）分诊报到。

（6）接诊。

…………

3　本文确认

建设方确认	客户项目负责人 意见及签名、日期	年　　月　　日
承建方确认	项目经理 意见及签名、日期	年　　月　　日

附录 **18**

××医院 ××项目
联调报告

调试人		调试日期		调试系统	××系统
科室				参与人	
调试方式	全面调试系统的整个流程，包括系统的基本业务流程与其他系统之间的接口及数据交互等功能				
调试功能	调试结果			不正常情况描述	
	☐ 正常		☐ 不正常		
	☐ 正常		☐ 不正常		
	☐ 正常		☐ 不正常		
	☐ 正常		☐ 不正常		
	☐ 正常		☐ 不正常		
	☐ 正常		☐ 不正常		
	☐ 正常		☐ 不正常		
	☐ 正常		☐ 不正常		
综合评定	☐ 完全满足业务需要 ☐ 基本满足业务需要 ☐ 完全不满足业务需要				
调试人签名				日期	

联调确认

建设方确认	客户项目负责人 意见及签名、日期	年　　月　　日
承建方确认	项目经理 意见及签名、日期	年　　月　　日

附录 **19**

××医院××项目
系统上线切换方案

××××-××-××

1　文档说明

为保证系统安全、平稳切换，顺利上线，对系统上线切换方式及上线各项安排进行详细规划。本文档由承建方项目经理提出，并与建设方项目组共同讨论后确定。

2　上线方案

2.1　上线时间

上线切换日期：××××－××－××。

2.2　上线范围

2.2.1　功能模块

1.　本次上线启用功能模块

本次上线启用如下功能模块：条码管理、报告管理、质控管理、字典管理、权限管理、危急值管理、报告单查询。

2.　本次上线未启用功能模块

本次上线如下模块暂不启用：试剂管理。上述模块预计在系统上线后××天内启用。

2.2.2　上线科室

序号	部门	启用模块	客户端	硬件设备
1	检验科	条码管理、报告管理、质控管理、字典管理、权限管理、危急值管理	×台	条码打印机：×台 报告单打印机：×台 扫描设备：×个 接入仪器：×台
2	门诊部	条码管理、危急值管理、报告单查询	×台	条码打印机：×台 报告单打印机：×台 扫描设备：×个
3	住院部	条码管理、危急值管理、报告单查询	×台	条码打印机：×台 报告单打印机：×台 扫描设备：×个
……				

2.3　切换方法

1. 切换方式

本次上线采用切换方式：一次性全部切换。

［切换方式是指新系统上线后，旧系统是否还要接收患者，常见的方式是：（1）一次性切换为新系统，旧系统只供查询；（2）新旧系统同时使用，即部分科室或患者先用新系统，部门科室或患者继续用旧系统，等新系统运行稳定后再全部切换。］

2. 详细说明

切换前未完成检验的患者处理方法：

切换后新开检验单的患者处理方法：

旧系统患者报告单查询方法：

2.4　上线检查

为确保顺利上线，需要在上线前对上线各项准备工作情况进行排查和确认，这是一项查漏补缺的工作，对系统顺利上线有重要意义。

序号	内容	负责人	时间	备注
1	服务器、客户端、网络、打印机、显示屏等各项硬件设备准备就绪，测试通过	×××		
2	上线通知准备就绪	×××		
3	系统操作说明书、操作指引准备就绪，发放用户	×××		
4	系统联调完成，系统业务流程、接口测试通过，无影响上线问题	×××		
5	字典核对完成，《字典确认表》已签字	×××		
6	系统培训完成	×××		
7	双方负责人同意启用系统，《系统上线报告》已签字	×××		

2.5　数据初始化

（1）×××月××日××∶××，业务数据初始化。

（2）×××月××日××∶××，切换到新系统。

（3）……

2.6　人员安排

序号	内容	负责人	电话	备注
1	负责项目上线总体调控，包括人员分工安排			
2	负责人员临时调配，上线问题收集及处理安排			
3	负责字典问题排查和完善			
4	负责数据问题排查，程序 bug 紧急处理			
5	门诊检验科蹲点			
6	内科大楼检验科大厅蹲点			
7	磐松楼检验科蹲点			
8	各专科实验室蹲点			

2.7　应急措施

（1）上线当日，院方总负责人为×××，具体组织与协调人为×××；公司方组织及总协调为项目经理×××。

（2）应急界定。

上线过程不可避免会发生一系列问题。普通问题可立刻提交公司方进行修改。发生重大问题时（短时间内无法解决，并且造成了重大恶劣影响，造成长时间流程阻塞），由各方项目负责人一起讨论是否启用应急预案。

（3）应急处理方式。

确定为应急状态后，由院方决定并立即下发通知，所有系统立即切换回旧系统，防止影响扩大化。

3　本文确认

建设方确认	客户项目负责人 意见及签名、日期	年　　月　　日
承建方确认	项目经理 意见及签名、日期	年　　月　　日

附录 20

系统上线请示

经相关部门认真检查确认，以下系统已具备上线条件，同意上线启用。

项目名称 （合同编码）	系统名称	启用日期	启用地点
合同中项目名称 （合同编码）	××系统	××××－××－××	××医院
	××系统	××××－××－××	××医院

相关人员确认：

项目经理 意见及签名、日期	
客户项目负责人 意见及签名、日期	

×××公司

附录 21

××医院
××项目上线总结

总结人			总结时间	
项目名称			上线时间	
参与上线成员				

(一) 系统运行详情					
系统模块	启用情况	运行情况	使用统计	故障次数	备注
门诊建档模块	□启用 □未启用	□稳定 □不稳定	建档×人次		
门诊收费模块	□启用 □未启用	□稳定 □不稳定	打印发票×张		
门诊医生站模块	□启用 □未启用	□稳定 □不稳定	录入处方×张		
门诊药房模块	□启用 □未启用	□稳定 □不稳定	配发处方×张		

(二) 上线情况总结
(上线情况总结、经验教训等)

（续上表）

（三）客户评价		
评价项	评价内容	
系统运行情况	□稳定运行　　　□基本稳定运行，需要完善　　　□不稳定	
其他意见		
客户签字	科室签名：_____　　信息部门签名：_____ 日　　期：_____　　日　　期：_____	

×××公司

项目负责人：

日期：　　年　月　日

附录 22

验收申请报告

××××医院领导：

按合同要求，我公司于＿＿××××＿＿年＿＿××＿＿月＿＿××＿＿日进场实施＿＿电子病历系统＿＿项目，并于＿＿××××＿＿年＿＿××＿＿月＿＿××＿＿日上线使用。我司项目组及项目相关人员于＿＿××××＿＿年＿＿××＿＿月＿＿××＿＿日对本次验收相关内容进行了验收自查，认为质量合格，验收资料已整理齐全，已具备验收条件，请贵院给予验收。

附件：验收报告

×××公司

×××项目组

××××-××-××

客户方相关科室意见：（意见/签名/日期）
客户方信息化主管部门意见：（意见/签名/日期）

附录 23

××医院××项目
验收计划

××××－××－××

1　文档说明

本文档作为项目实施计划的补充和细化，对验收工作进行详细规划，以便双方能够按照约定计划按时有序地开展验收工作，并顺利完成验收。内容包括：验收流程、验收前需要完成的需求列表、验收后需要完善的问题列表、验收里程碑计划。

2　验收计划

2.1　验收流程

（1）提交验收计划。

（2）明确验收需完成事务。

（3）制订验收里程碑计划。

（4）提交验收申请及验收所需相关文档。

（5）建设方组织相关人员完成验收审核。

（6）组织双方签订验收报告。

2.2　验收前问题列表

以下列表是建设双方约定验收前需要完成的问题列表。以下列表以外的需求，将于验收后按照双方商定时间完成。

编号	模块	详细需求	完成时间
1			
2			
3			
4			
5			
……			

2.3　验收后问题列表

以下列表是建设双方约定验收后，由承建方继续完善的问题列表。

编号	模块	详细需求	完成时间
1			验收后 × 月内
2			
3			

2.4 里程碑计划

计划时间	里程碑事件	详细内容	承建方负责人	建设方负责人	文档说明及相关事项
××××-××-×× 至 ××××-××-××	需求整理	收集、整理验收前需完成的需求			完成《需求列表》，明确哪些需求在验收前必须完成，哪些需求可以验收后继续完善
	需求处理	1. 确定需求完成时间 2. 按计划完成需求开发			需求处理完成后，由项目经理组织建设方相关人员核对
	提交验收申请	1. 提交验收申请 2. 提交验收需交付文档			完成《验收申请表》
	项目验收	项目验收			签订《验收报告》，建设双方签字，盖单位公章
	整理遗留问题	收集、整理验收后需完成的需求			完成《遗留问题列表》，建设双方签字确认

3 本文确认

建设方确认	客户项目负责人意见及签名、日期	年 月 日
承建方确认	项目经理意见及签名、日期	年 月 日

附录 24

系统验收报告

甲方：＿＿＿＿＿＿＿＿

乙方：＿×× 公司＿

　　根据甲、乙双方所签《＿＿＿＿＿＿＿＿＿＿＿＿＿＿＿＿＿＿＿＿合同书》（合同编号为＿＿＿＿＿＿＿）标书及补充协议的规定，在甲方的大力支持和积极协助下，乙方已交付甲方＿×× 系统＿所有设备和软件系统以及所有工程文档资料，顺利完成了整个工程项目的安装和调试工作，双方同意予以验收。

　　甲、乙双方共同对工程设备和系统进行了测试和检验，测试和检验结果已符合甲、乙双方所签合同中的规定及补充协议中的技术指标和功能等要求。

　　验收意见：　　□ 同意　　　　□ 不同意

　　质量评定：　　□ 优等　　　　□ 良　好

　　甲方代表签名（单位公章）：＿＿＿＿＿＿＿＿＿＿＿＿　　　　日期：＿＿＿＿＿＿＿

　　乙方代表签名（单位公章）：＿＿＿＿＿＿＿＿＿＿＿＿　　　　日期：＿＿＿＿＿＿＿

××项目验收备忘

甲方（××医院）××项目基本实施完毕，甲方同意验收。但由于部分功能尚未完善，还有问题需要处理。因此，乙方（××公司）承诺对以下问题限时免费处理：

1. 未联机仪器列表

编号	物理组	仪器名称	完成时间	备注

2. 未完成需求列表

编号	模块	功能描述	完成时间	备注

3. 未完成接口列表

编号	接口名称	详细描述	完成时间	备注

附录 26

××医院 ××项目
竣工总结

项目名称			
项目总额	（参见合同）	合同工期	
开工日期		完工日期	
项目预算		项目成本	
已收款项		未收款项	
建设方 项目负责人		实施方 项目经理	
建设方人员			
实施方人员			
项目实施 情况说明			
项目文档 情况说明			
项目交接 情况说明			
经验与教训			

附录 **27**

项目变更申请

申请日期：　年　月　日

项目名称			
申请人		合同编号/项目编号	

变更内容：

变更原因：

项目变更后的计划：

1. 变更后计划见附表（带附表计划）

2. 待医院确定×××条件后，提前一周通知我司，我司再制订后续实施计划（不带附表计划）

（按项目情况二选一即可）

承建方项目负责人签字：

　年　月　日

建设方项目组意见：

建设方项目负责人签字：

　年　月　日

附表：

里程碑事件	里程碑详细内容	变更前计划	变更后计划	承建方负责人	建设方负责人	文档说明及相关事项

附录 28

×××项目
需求确认单

客户名称		系统名称	
需求类型	☐ 新增需求　　☐ 功能完善　　☐ 新增报表　　☐ 工程表		
需求内容			

需求提出者（客户）：_____	需求受理人（公司）：_____
需求提出日期：_____	需求受理日期：_____
使用科室意见：　☐ 同意　　☐ 不同意 负责人签名： 　　　　　　　　　　年　　月　　日	信息部门意见：　☐ 同意　　☐ 不同意 负责人签名： 　　　　　　　　　　年　　月　　日

附录 29

系统版本更新申请表

客户名称			系统名称	

（一）更新内容

序号	模块	需求描述	需求类型
1			
2			
3			
4			
5			
6			

（二）更新说明

序号	说明项	详细内容
1	更新版本情况	上次更新版本号：_____ 本次更新版本号：_____
2	计划更新时间	_____年___月___日_:__至_____年___月___日_:__
3	更新需要达到的目的	
4	更新流程	
5	更新注意事项	

（三）客户确认

序号	确认项	详细内容	备注
1	现场测试	□ 完成　　□ 未完成　　□ 不需要现场测试	
2	更新准备	□ 完成　　□ 未完成　　□ 不需要准备	
3	更新意见	□ 同意更新　　　　□ 不同意更新	

项目经理签名：_____　　科室签名：_____　　信息部门签名：_____

日　　期：_____　　日　　期：_____　　日　　期：_____

附录 **30**

客户满意度调查表

客户名称：_____   产品名称：_____   调查时间：_____

（一）您的基本信息

您的姓名：_____   您所属科室：_____

您常用的功能模块：□ 客服　□ 分诊　□ 预约　□ 收费　□ 医生站　□ 输液

　　　　　　　　　□ 药房　□ 自助　□ 检验　□ 其他_____

（二）您对我们产品及服务的评价

产　品：　□ 非常满意　□ 满意　□ 一般　□ 不满意　□ 很不满意

操作性：　□ 非常满意　□ 满意　□ 一般　□ 不满意　□ 很不满意

服务态度：□ 非常满意　□ 满意　□ 一般　□ 不满意　□ 很不满意

服务速度：□ 非常满意　□ 满意　□ 一般　□ 不满意　□ 很不满意

（三）您的意见

（四）您的建议

填写日期：_____

附录 **31**

×××公司
服务满意度调查表

客户名称				系统名称	
项目组成员	工程： 技术：			维护周期	
（一）本期服务情况总结					
类别	序号	服务内容	服务量	详细情况说明	
工程实施	1	驻场维护天数			
	2	定期维护次数			
	3	软件出错处理次数			
	4	数据库后台任务检查次数			
	5	服务器检查与优化次数			
	6	系统更新与优化次数			
	7	报表制作与调整张数			
	8	应急故障处理次数			
	9	培训用户次数			
	10	收集需求个数			
	11	科室巡查次数			
技术支持	1	未处理需求个数			
	2	本期完成需求个数			
	3	未按时完成需求个数			
	4	提交现场返工需求个数			
（二）客户评价					
评价项	评价内容			不满意原因	
工程实施服务	□ 十分满意　　□ 满意　　□ 基本满意　　□ 不满意				
技术支持服务	□ 十分满意　　□ 满意　　□ 基本满意　　□ 不满意				
其他意见或建议					

维护人签名：_____　　信息部门签名：_____

日　　期：_____　　日　　期：_____

附录 32

项目周报 ×××医院 ×××项目

<table>
<tr><td rowspan="5">项目进度</td><td>序号</td><td>子项目/任务</td><td>上线/试用计划</td><td>验收计划</td><td>完工比</td><td>进度</td><td>进度延后原因及改进意见</td></tr>
<tr><td>1</td><td>字典制作</td><td>××××-××-××</td><td>××××-××-××</td><td>80%</td><td>提前</td><td></td></tr>
<tr><td>2</td><td>报表制作</td><td>××××-××-××</td><td>××××-××-××</td><td>50%</td><td>相符</td><td></td></tr>
<tr><td>3</td><td>医保接口</td><td>××××-××-××</td><td>××××-××-××</td><td>60%</td><td>滞后</td><td></td></tr>
<tr><td>4</td><td></td><td></td><td></td><td></td><td></td><td></td></tr>
<tr><td>需求统计</td><td colspan="7">需求总数___××___，本周新增___××___个，其中已完成___××___个，未完成___××___个</td></tr>
<tr><td rowspan="7">本周工作汇报</td><td>序号</td><td colspan="3">工作任务</td><td>是否上周计划</td><td>完成情况</td><td>是否影响进度</td><td>未完成原因及改进意见</td></tr>
<tr><td>1</td><td colspan="3"></td><td>是</td><td>完成</td><td></td><td></td></tr>
<tr><td>2</td><td colspan="3"></td><td>是</td><td>未完成</td><td>不影响</td><td></td></tr>
<tr><td>3</td><td colspan="3"></td><td>否</td><td>完成</td><td></td><td></td></tr>
<tr><td>4</td><td colspan="3"></td><td></td><td></td><td></td><td></td></tr>
<tr><td>5</td><td colspan="3"></td><td></td><td></td><td></td><td></td></tr>
<tr><td>6</td><td colspan="3"></td><td></td><td></td><td></td><td></td></tr>
<tr><td rowspan="7">下周计划</td><td>序号</td><td colspan="4">工作任务</td><td colspan="2">完成标准</td><td>完成计划</td></tr>
<tr><td>1</td><td colspan="4"></td><td colspan="2">本周完成50%</td><td></td></tr>
<tr><td>2</td><td colspan="4"></td><td colspan="2"></td><td></td></tr>
<tr><td>3</td><td colspan="4"></td><td colspan="2"></td><td></td></tr>
<tr><td>4</td><td colspan="4"></td><td colspan="2"></td><td></td></tr>
<tr><td>5</td><td colspan="4"></td><td colspan="2"></td><td></td></tr>
<tr><td>6</td><td colspan="4"></td><td colspan="2"></td><td></td></tr>
<tr><td>协调事项</td><td colspan="7"></td></tr>
<tr><td rowspan="3">客户评价</td><td>工作态度</td><td colspan="4">□ 满意　　□ 一般　　□ 不满意</td><td>项目进度</td><td colspan="2">□ 满意
□ 一般
□ 不满意</td></tr>
<tr><td>其他意见</td><td colspan="7"></td></tr>
<tr><td>客户确认</td><td colspan="7">客户项目负责人签名：_____　　日　期：_____</td></tr>
</table>

附录 33

×××医院需求及计划确认表
（××××年××月××日）

单号	提单时间	系统名称	类型	问题类别	问题描述	提出科室	提出人	技术负责人	计划完成时间	跟进人	完成情况	实际完成时间	备注
		门诊系统	技术	bug							已完成		
		住院系统	技术	bug							待确认		
			技术	需求							待测试		
			技术	需求							不处理		
			技术	bug							已完成		
			技术	bug							未完成		
			技术	bug							未完成		

客户确认：

日期：

注：最好使用 Excel 表格收集，适合集中式大范围需求收集。